# 现代常见肛肠疾病综合治疗

主编 刘丛丛 梁之波 高 宇 王永跃

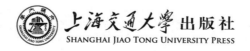
上海交通大学出版社
SHANGHAI JIAO TONG UNIVERSITY PRESS

**内容提要**

　　本书介绍临床常见肛肠疾病的治疗手段，系统地阐述了肛门、直肠与结肠的解剖，对大便失禁、肛周脓肿、痔、肛瘘、炎症性肠病、结直肠息肉及息肉病等临床常见病的诊治进行了详细的讲解，涵盖疾病的病因、发病机制、临床表现、辅助检查、治疗要点等。本书强调科学性、先进性与临床实用性，适合各级医院肛肠外科医师、普通外科医师、进修医师、实习医师及医学院校在校学生参考使用。

**图书在版编目（CIP）数据**

　　现代常见肛肠疾病综合治疗 / 刘丛丛等主编. --上海 ： 上海交通大学出版社，2023.12
　　ISBN 978-7-313-29640-5

　　Ⅰ．①现… Ⅱ．①刘… Ⅲ．①肛门疾病－中西医结合－诊疗②肠疾病－中西医结合－诊疗 Ⅳ．①R574

　　中国国家版本馆CIP数据核字（2023）第205346号

# 现代常见肛肠疾病综合治疗
XIANDAI CHANGJIAN GANGCHANG JIBING ZONGHE ZHILIAO

主　　编：刘丛丛　梁之波　高　宇　王永跃
出版发行：上海交通大学出版社
邮政编码：200030
印　　制：广东虎彩云印刷有限公司
开　　本：710mm×1000mm 1/16
字　　数：226千字
版　　次：2023年12月第1版
书　　号：ISBN 978-7-313-29640-5
定　　价：198.00元

地　　址：上海市番禺路951号
电　　话：021-64071208

经　　销：全国新华书店
印　　张：13
插　　页：2
印　　次：2023年12月第1次印刷

版权所有　侵权必究
告读者：如发现本书有印装质量问题请与印刷厂质量科联系
联系电话：010-84721811

## 主　编

刘丛丛　梁之波　高　宇

王永跃

## 副主编

刘　靖　杨艳波　王　庆

## 编　委（按姓氏笔画排序）

王　庆（山东省金乡县中医院）

王永跃（山东省乐陵市中医院）

方越婷（山东中医药大学）

刘　斌（云南省大理州中医医院）

刘　靖（中国人民解放军陆军第七十三集团军医院）

刘丛丛（山东中医药大学附属医院）

杨艳波（大理白族自治州中医医院）

孟祥永（山东省枣庄市山亭区人民医院）

高　宇（山东省鱼台县人民医院）

梁之波（山东省金乡县中医院）

翟钰泽（山东中医药大学）

戴紫登（湖南省中西医结合医院）

# 主编简介

## ◎刘丛丛

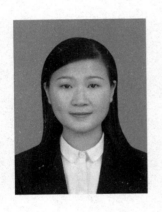

毕业于山东中医药大学肛肠病学专业，现就职于山东中医药大学附属医院肛肠科，现任中国民族医药学会肛肠分会常务理事，中国女医师协会肛肠专业委员会委员，中国医师协会中西医结合医师分会肛肠病学专家委员会青年部委员。擅长溃疡性结肠炎、缺血性肠病和多发性结直肠息肉等肠道疾病早期诊断、规范化和个体化治疗。

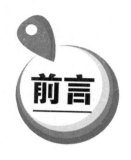

前言

　　近年来,由于人们生活水平的提高,饮食结构的改变及工作节奏的加快等原因,肛肠疾病的发病率呈逐年增高、年轻化、多样化的趋势发展,引起了医学界的高度关注。科技改变命运,医术提高生活质量,现今衡量现代肛肠科医技水平高低的标准不再局限于传统的解决疾苦,促进康复的层面上,而是在保障患者康复的前提下,如何用"最少的时间、最小的创伤、最轻的疼痛"去解决病情。同时,随着医学科学技术的飞速发展和社会对医疗工作要求的不断提高,使肛肠科医师在实践工作中,不仅要根据患者病情及各种检查结果及时作出诊断,还要给出最适合患者的治疗方案,还要指导患者的护理康复和保健工作,这些对临床医师的工作提出了更高的要求。本书即针对这些临床需要而编写。

　　本书着重于培养医师解决实际问题的能力,对肛肠科常见病的认识、诊断及诊疗做了较为全面的阐述,既继承和发扬了中医治疗肛肠疾病的特色优势,同时也兼顾西医的诊治标准作为参考,并介绍最新的现代研究进展,集临床实用和理论研究为一体,内容详尽,概括全面。在技能方面展现肛肠科的最新技术和方法,以保持本书的科学性与前沿性;在体例编排上,按照临床疾病的体系和分类安排篇幅,各章节中穿插介绍最新临床进展、专家共识等内容及其在临床上的应用,使各专业理论和技术在各部分达到较好融合；在版面设计上，采用了文、表、图并茂的形式，以使内容更加生动、鲜活、新颖，具有吸引力，有助于读者深入学习和研究。

本书内容全面、贴近临床、指导性强、突出专科特点，涵盖了肛肠科的临床常见病、多发病，包括大便失禁、肛周脓肿、痔、肛瘘、炎症性肠病、结直肠息肉及息肉病、结直肠肿瘤，并全面系统地介绍了相关疾病的各方面知识，体现了以实用为主的原则。通过阅读本书，读者能够用较少的时间获取大量的相关专业信息，为今后的科研、教学及临床工作提供帮助，适用于各级医院肛肠科临床医师、实习医师及在校医学生参考阅读。

由于编者较多，文笔不一，加之时间仓促和篇幅有限，本书难免有疏漏错误之处，敬请广大读者予以批评指正。

《现代常见肛肠疾病综合治疗》编委会

2023 年 2 月

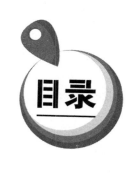

# 目录

# 第一章

# 肛门、直肠与结肠的解剖

## 第一节  肛门、肛管与直肠

### 一、肛门

肛门是肛管的外口,在臀部正中线,会阴体与尾骨之间,两侧坐骨结节横线的交叉点上。肛缘与坐骨结节之间的范围称之为肛周。平时肛门收缩呈椭圆形状,排便时肛门口松弛成为一圆形,直径约有 3 cm。前方连于会阴正中线,再向前与阴囊正中线相接。由肛门向后至尾骨尖之间形成一沟为肛尾间沟,沟下有肛尾韧带,使肛管固定于尾骨尖的背面。肛门后脓肿切开引流时,如切断肛尾韧带,可造成肛门向前移位。

肛门周围皮肤因有色素沉着,其色较黑,真皮内乳头很多,排列成堆,常因外括约肌和肛门皱皮肌收缩,形成很多放射状皱褶。肛门周围皮下组织、毛囊、汗腺及皮脂腺较多,如腺管被分泌物阻塞可引起感染、化脓,生成皮下脓肿和瘘管。肛门皮肤比较松弛,因此,手术时切除适量肛门皮肤,不会引起肛门狭窄,如切除过多,则会造成肛门狭窄。肛门部无深筋膜。浅筋膜内的蜂窝组织分成许多小叶,这些脂肪组织直接与坐骨直肠窝内脂肪相连。肛门前方脂肪组织较少,向前至阴囊处则完全消失。浅筋膜内有化脓感染时,常蔓延甚广。因脂肪小叶之间有纤维间隔,肛瘘在此处形成时,瘘管行径常曲折,所以手术时应注意探查有无支管存在。

### 二、肛管

肛管是消化道的末端,下起自肛缘,上止于齿状线,长约 3 cm,而外科通常将肛管的上界扩展至齿状线上 1.5 cm 处,即肛管直肠环平面。肛管表层的上部为移行上皮,下部为鳞状上皮,肛管的上皮受脊神经支配,非常敏感,肛管皮内有汗腺、皮脂腺、毛囊和色素沉着等。

内面观:肛管内有6～10条纵向的黏膜皱襞,称肛柱。平肛柱上端的环形线,即肛直肠线。相邻肛柱下端之间呈半月形的黏膜皱襞,称肛瓣。肛瓣与相邻肛柱下端围成的小隐窝,称肛窦。肛窦开口向上,窦内常有粪屑,感染后易致肛窦炎,严重者可形成肛瘘或坐骨直肠窝脓肿等(图1-1)。

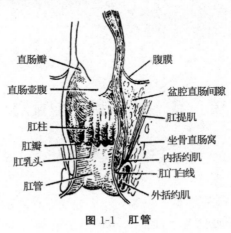

图 1-1　肛管

**(一)毗邻**

肛管是直肠壶腹下端至肛门之间的狭窄部,长3～4 cm,前壁较后壁稍短。在活体,由于括约肌经常处于收缩状态,故管腔呈前后位纵裂状,排便时则扩张成管状。肛管的上界平面:在男性,与前列腺尖齐高;在女性,与会阴体齐高。肛管周围包有内、外括约肌、联合纵肌和肛提肌。肛管的长轴指向脐,它与直肠壶腹之间形成向后开放的夹角,称肛直肠角,80°～90°。肛管的前方与会阴体接触:在男性,借会阴体与尿道膜部、尿道球和尿生殖膈后缘相邻,在女性,借会阴体与阴道前庭,阴道下1/3部相邻。后方借肛尾韧带连于尾骨,两侧为坐骨直肠窝(图1-2)。

**(二)境界**

肛管的境界有两种说法:一种指齿线以下至肛缘的部分,另一种指肛管直肠肌环上缘平面以下至肛缘的部分,即从齿线向上扩展约1.5 cm。前者称解剖学肛管,因管腔内覆以移行皮肤,故又称皮肤肛管;后者称外科肛管,因管壁由全部内、外括约肌包绕,故又称括约肌性肛管。外科肛管平均(4.2±0.04)cm,男性(4.4±0.05)cm女性(4.0±0.05 cm)稍长,解剖学肛管平均长(2.1±0.03)cm,男性(2.2±0.5)cm 也较女性(2.0±0.04)cm 为长,但是解剖肛管长度与外科肛管长度并不相关,即长的解剖肛管并不意味着外科肛管将相应的延长,反之亦然。

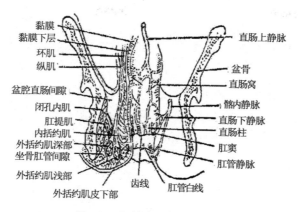

图 1-2 肛管直肠纵切面图

从上述肛管的分界来看,解剖肛管与外科肛管二者的区别即是否把末端直肠包括在肛管之内,解剖肛管从发生上看,此部是胚胎期的原肛发育而成,来自外胚层,与人体的皮肤为同一来源,它不包括末端直肠。外科肛管里从临床的角度出发而提出来的,其范围较解剖肛管大,包括了末端直肠,理由:①肛管直肠肌环附着线以上肠腔呈壶腹状膨大,而线以下的肠腔(外科肛管)呈管状狭小,两者的分界线在肛门指诊时易明确辨认,直肠癌的部位(下缘)与肛提肌之间距离也易于测量;②肛管直肠肌环附着线以下有耻骨直肠肌,肛门内,外括约肌呈圆筒状包绕,故外科肛管的括约肌功能容易理解,便于施行括约肌保存术(图 1-3)。

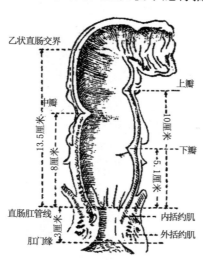

图 1-3 直肠肛管的冠状切面观

**（三）齿线**

齿线又称名梳状线或肛皮线，是由肛瓣的游离缘连合而成，齿线约距肛缘 2 cm，在内括约肌中部或中、下 1/3 交界处的平面上，线以上是直肠，以下是肛管，上方属于内胚层的肠管，下方属外胚层的皮肤。它是皮肤黏膜的分界线，又是原始肛膜的附着线，有 80% 左右的肛门直肠疾病起源于此，具有重要的临床意义。齿线上、下的上皮、神经、血管、淋巴均不相同（图 1-4）。

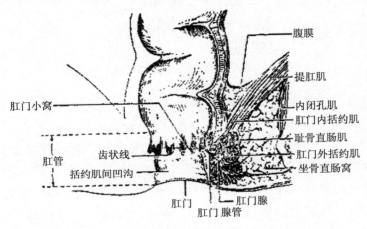

图 1-4　肛管及齿状线

齿线的临床意义：齿线是直肠和肛管的分界线，线的上、下表层组织、神经、血管，淋巴液回流等都截然不同，为局部的病理变化，症状、诊断、治疗提供了鉴别和处理的科学依据。①表层不同引起癌变不同，线上为直肠癌，多为腺癌。线下为肛管癌，多为鳞状细胞癌，手术时前者应探查肝有无转移，后者查腹股沟淋巴结转移否。②齿线是黏膜皮肤的分界线，手术时应认真保护这一关系，若手术破坏，交界线下移，黏膜可翻出肛门外，分泌物污染衣裤，给患者造成痛苦。③神经分布不同，对疼痛反应不同，齿线上内痔冷冻、结扎、注射治疗都不会疼痛，齿线下肛裂，感染，血栓外痔等，均可剧烈疼痛。④排便中作用，当粪便下行达齿线时，产生便意感。一旦遭到破坏，将影响排便感，容易使粪便积滞于直肠内。

1.上皮

齿线以上为消化管黏膜上皮，即单层立方或柱状上皮（黏膜，属内胚层）；齿线以下为复层扁平上皮（皮肤，属外胚层），即移行扁平上皮。

2.神经

齿线以上为自主性神经支配，内脏神经（痛觉不敏锐）。线以下则由脊神经

（肛门神经）支配，疼痛反应很敏感。

3.血管

齿线以上有直肠上、下动脉分布，其静脉与肠系膜下静脉（属门静脉系）相连。齿线以下有肛门动脉分布，其静脉属下腔静脉系。

4.淋巴

齿线以上的淋巴注入髂内淋巴结、肠系膜下淋巴结（内脏淋巴结），齿线以下的淋巴注入腹股沟淋巴结（躯体淋巴结）。齿线上、下区的黏膜皮肤面形态如下：

（1）齿线上区：齿线上区即肛管黏膜部，是指齿线与肛直线之间的地区，在齿线上方宽 0.5～1.5 cm 的环形区内，黏膜上皮为立方上皮、移行上皮、扁平上皮或以上 3 种上皮的混合上皮，与直肠黏膜不完全相同。由此区向上才变为单层柱状上皮。齿线上方约 1 cm 的黏膜为紫红色，近肛直线处则改变为粉红色。

肛直线：距齿线上方约 1.5 cm。是直肠柱上端的连线。指诊时，手指渐次向上触及狭小管腔的上缘，即达该线的位置。此线与内括约肌上缘，联合纵肌上端以及肛管直肠肌环上缘的位置基本一致。

直肠柱：或称肛柱，为肠腔内壁垂直的黏膜皱襞，有 6～14 个，长 1～2 cm，宽0.3～0.6 cm，在儿童比较显著。直肠柱是肛门括约肌收缩的结果，当直肠扩张时此柱可消失。直肠柱上皮对触觉和温觉刺激的感受甚至比齿线下部肛管更敏锐，各柱的黏膜下均有独立的动脉、静脉和肌肉组织。直肠柱越向下越显著，向上渐趋平坦。

肛瓣：各直肠柱下端之间借半月形的黏膜皱襞相连，这些半月形的黏膜皱襞称肛瓣，有6～12个，肛瓣是比较厚的角化上皮，它没有"瓣"的功能。当大便干燥时，肛瓣可受硬便损伤而被撕裂。

肛隐窝：或称肛窦，是位于直肠柱之间肛瓣之后的小憩室。它的数目、深度和形状变化较大，一般有 6～8 个，呈漏斗形，上口朝向肠腔的内上方，窝底伸向外下方，深度为 0.3～0.5 cm。在窝底或肛瓣上有肛腺的开口。

肛腺：共有 4～18 个。每一个肛腺开口于一个肛隐窝内；2～4 个肛腺同时开口于一个肛隐窝内者也不少见。肛隐窝并不都与肛腺相连，约有半数以上（60%）的肛隐窝内没有肛腺开口，有少数肛腺可直接开口于肛管和直肠壁。肛腺多集中于肛管后部，两侧较少，前部缺如。腺管长 2～8 mm，由肛隐窝底开口处向下延伸 1～2 mm，即沿各个方向呈葡萄状分支。据统计，肛腺导管与齿线呈垂直状排列者占 65%；不与齿线垂直者占 35%；其中导管走向在齿线下方者占68%，在齿线上方者占 28%，部分在齿线上、部分在齿线下者占 4%，肛腺和肛隐窝在外科上的重要性在于它们是感染侵入肛周组织的门户,95%的肛瘘均起源于肛腺感染。

(2)齿线下区:齿线下区即肛管的皮肤部,是指齿线以下至肛缘的部分。此区有两种皮肤:白线(括约肌间沟)以上为变异皮肤,覆以移行上皮;白线以下即普通皮肤。两者均为扁平上皮。前者角化少,无毛囊、皮脂腺和汗腺,故不会发生疖肿;后者毛囊、皮脂腺和汗腺较多,细菌易侵入引起感染并化脓,发生皮下脓肿和瘘管。肛管皮肤具有坚固、柔软的特性,在肛门手术中要避免对肛管皮肤做不必要的损伤,如处理不当将会带来难以治疗的后遗症。

肛乳头:呈三角形小隆起,在直肠柱下端,沿齿线排列,2～6个,基底部发红,尖端灰白色,高 0.1～0.3 cm,肥大时可达 1～2 cm。肛乳头由纤维结缔组织组成,含有毛细淋巴管,表面覆以皮肤。肛乳头的出现率为13%～47%,多数人缺如。

括约肌间沟:即肛门白线(Hilton线)距肛缘上方约 1 cm。此沟正对内括约肌下缘与外括约肌皮下部的交界处,但实践证明,此线并不存在。Ewing(1954)提议在教科书和文献中将其取消,而代之以"括约肌间沟"。括约肌间沟是一个重要临床标志,用手指抵在肛管内壁逐渐向下,可在后外侧摸到此沟,沟的上缘即内括约肌下缘。沟的下缘即外括约肌皮下部的上缘。外括约肌皮下部多呈前后椭圆形,故沟的前后都不易触知。沟的宽度为0.6～1.2 cm。外括约肌皮下部与内括约肌之间的间隙很小,有来自联合纵肌的纤维在此呈放射状附着于肌间沟附近的皮肤,故该处皮肤较固定,有支持肛管防止直肠黏膜脱垂的作用。

栉膜:指齿线与括约肌间沟之间的肛管上皮而言。宽 0.5～1.5 cm,是皮肤与黏膜的过渡地区,皮薄而致密,色苍白而光滑。上皮是移行上皮,固有层内没有皮肤的附属结构如毛囊、皮脂腺和汗腺等。

在临床上栉膜的含义不仅包括此区的上皮,还包括上皮下的结缔组织,其中有来自联合纵肌纤维参与组成的黏膜下肌,有肛腺及其导管以及丰富的淋巴管、静脉丛和神经末梢。栉膜区还是肛管的最狭窄地带,先天或后天造成的肛管狭窄症、血管纤维样变、肛门梳硬结和肛裂等均好发于此。因此,栉膜区不论在解剖学上或临床上都具有重要意义。

### 三、直肠

直肠位于盆腔内,上端在第三骶椎平面与乙状结肠相接,向下沿骶骨前面下行,穿过盆膈移行于肛管。以盆膈为界,通常将直肠分为两部,即盆膈以上部分称直肠盆部或直肠壶腹;盆膈以下部分称直肠会阴部亦称肛管。此种区分法从个体发生上讲是合理的,因盆部的发生来自后肠,而会阴部是由泄殖腔发生而来。成人平均长 12～15 cm,直肠在沿骶骨尾骨下行时与肛管形成一近 90° 的弧度,称为肛直角。直肠上下端较狭窄,中间膨大,称直肠壶腹,直肠的黏膜较厚,其表面较光滑,它虽不像乙状结肠黏膜具有无数皱襞,但直肠黏膜上有数个半月形的横向皱襞,是由环肌纤维构成,称直肠瓣。它是霍斯顿在 1830 年首先叙述故又称霍斯顿瓣。此瓣的数目及位置变异极大,许多学者观察分析,认为霍氏阐述的直肠内有 3 个直肠瓣及其分布的位置并非如此。喻德洪统计75 例成人资料(1987 年)认为直肠瓣少至缺如,多至 5 个,其中有两个瓣的最多,占 54.7%,3 个瓣的占 32%。直肠瓣的功能是支持直肠内粪块,减慢粪块运行到肛门的时间;因直肠壶腹处若存在粪块,就会刺激肠黏膜而启动排便机制,直肠瓣在显微镜检查下,含有黏膜、黏膜下层和一些环形肌,一般无纵形纤维。正常时直肠瓣边缘薄而柔软。若瓣的边缘变厚、水肿,常是炎症的反映;若瓣萎缩,常表示过去有慢性感染历史。因此,从瓣的改变可以初步判断直肠炎症的程度。

直肠上 1/3 前面和两侧有腹膜,中 1/3 的腹膜向前返折成直肠膀胱或直肠子宫陷凹,腹膜返折距会阴部皮肤 7～8 cm,女性较低。下 1/3 无腹膜,直肠腔上段较窄,下面扩大成直肠壶腹。肌层是不随意肌,内环外纵,环肌层在直肠下段伸延并增厚,成为肛管内括约肌。纵肌层下端与肛提肌和内、外括约肌相连。在参与括约肌和排便活动中起一定作用。黏膜较厚,黏膜下层松弛,易与肌层分离。

**(一)直肠形态特征**

**1.直肠乙状部**

乙状结肠下端 2～3 cm 一段的解剖特点与直肠上端类似,两者无明确的分界线,故临床上称此过渡区为直肠乙状部,其位置通常是由骶骨岬至第三骶椎平面,距齿线上方 13～18 cm,此下常有一明显的弯曲,乙状结肠下端先向后向上,再沿骶弯急转向下,移行于直肠。如因乙状结肠较短,此弯曲就不存在。

直肠乙状部的形态特征如下述。①乙状结肠系膜消失:此部肠管前面及两侧覆有腹膜、后面无腹膜,直接附着于骶骨前面。②无结肠袋、结肠带和肠脂垂:结肠纵肌聚集形成的 3 条结肠带在乙状结肠末端汇合而成两条较宽的肌束下行至此部即均匀分散于肠壁。结肠带消失而代之以直肠纵肌。失去了结肠的特征。③肠腔直径狭小。④血供改变:直肠上动脉在此部发出左右两主支。⑤黏膜皱襞明显地改变为平滑黏膜:直肠乙状部在临床上很重要,是癌肿的好发部位,在此处常可看到溃疡性结肠炎和息肉病的明显改变。患者呈仰卧式手术时,乙状结肠由盆腔上移,直肠乙状结肠曲消失,分不清两者界限,此时要确定肿瘤部位,常以骶岬作标志,将乙状结肠由盆腔牵出,拉紧直肠,如肿瘤在骶岬以下即直肠肿瘤,如在骶岬以上即乙状结肠肿瘤。

### 2.直肠曲

直肠的行程并非笔直,在矢状面和额状面上都有不同程度的弯曲。在矢状面上,直肠沿骶尾骨的前面下降,形成一个弓向后方的弯曲,称直肠骶曲。进一步直肠绕过尾骨尖,转向后下方,又形成一弓向前的弯曲,称直肠会阴曲,此二曲在乙状结肠镜检时是必须注意的解剖特点。直肠在额状面上还有三个侧曲:上方的侧曲凸向右;中间的凸向左,是三个侧曲中最显著的一个;而最后直肠又超过中线形成一个凸向右的弯曲。因而直肠侧曲呈右-左-右的形式。但直肠的始、末两端则均在正中平面上。

直肠会阴曲又名直肠角或肛直肠角。肛直肠角是由 U 形的耻骨直肠肌悬吊而成。排便时,耻骨直肠肌放松,肛直肠角增大,肛管开放以利粪便排出。耻骨直肠肌收缩时,肛直肠角减小,呈锐角,使局部造成一机械性高压,能有效地阻止粪便下行,起到控制排便的作用。因此,肛直肠角的变化反映了耻骨直肠肌的活动情况。

肛直肠角的维持与直肠尿道肌、直肠尾骨肌和肛尾韧带的联合作用是分不开的。

直肠尿道肌来自肛直肠角处直肠前壁的纵肌层,呈上、下两条肌束。水平向前,附着于尿道膜部、前列腺尖或阴道的后面,其位置恰夹在两个耻骨直肠肌内侧缘之间。经会阴作直肠切除术时,在分离耻骨直肠肌与前列腺之间的平面时,需分离切断此肌。直肠尾骨肌起自肛直肠角处直肠后壁的纵肌层向后连于尾骨前韧带,作用是当排便时使直肠下端固定不动。直肠尿道肌将肛直肠角固定于前方,而直肠尾骨肌和肛尾韧带将肛门拉向后,两者反方向的牵引和固定是肛直肠角维持正常形态的基础。

### (二)毗邻

直肠的前面与全部盆腔脏果相邻,这些脏器大部包有腹膜。在男性,腹膜反折线以下的直肠前面相邻的器官,由下向上是前列腺、精囊腺、输精管壶腹、输尿管和膀胱壁。所以外科常通过指肛检查,隔着直肠前壁,触摸上述器官以诊断疾病。腹膜反折线以上的直肠前面,隔着直肠膀胱陷凹与膀胱底的上部与精囊腺相邻,有时回肠袢和乙状结肠沿着直肠壁伸入直肠膀胱陷凹内。在女性,腹膜反折线以下,直肠直接位于阴道后壁的后方;腹膜反折线以上,直肠隔着直肠子宫陷凹与阴道后穹隆及子宫颈相邻,陷凹内还带有回肠袢和乙状结肠伸入。

直肠的后面借疏松结缔组织与下 3 个骶椎、尾骨、肛提肌和肛尾韧带等相连。在疏松结缔组织内有骶丛、交感干、骶中血管、直肠上血管和骶淋巴结等。直肠后壁与骶骨间距离,X 线测量,正常为 0.2～1.6 cm。多数在 1.0 cm 以下,平均为 0.7 cm。

直肠两侧的上部为腹膜形成的直肠旁窝,窝内常有回肠袢或子宫附件伸入,左侧更容易有乙状结肠。直肠两侧的下部即直肠旁窝的下方,与交感神经丛、直肠主动脉的分支、直肠侧韧带、尾骨肌及肛提肌接触。

直肠的支持组织:固定直肠的组织计有以下几种。①腹膜遮盖;②提肛肌;③肛门外括约肌;④肛尾韧带;⑤会阴体;⑥直肠侧韧带。

当这些支持组织松弛时即有发生直肠脱垂的倾向。

# 第二节 肛门直肠肌肉

肛管处有两种肌肉包绕,一为随意肌,在肛管外侧,即肛门外括约肌与提肛肌,一为不随意肌,在肛管内侧即肛门内括约肌,中间为联合纵肌,既有随意肌,又有不随意肌,但以后者居多,该区有肛门外括约肌、肛门内括约肌、肛提肌和纵形肌。肛门外括约肌是随意肌,有括约功能,它由三部分组成,即皮下部,浅部和深部。皮下部系狭小环形肌束,在肛周皮下,手术切断不会引起大便失禁;浅部在皮下部和深部之间,是椭圆形肌束,起自尾骨,向前围绕肛管两侧而止于会阴体;深部在浅部之上外侧,系环状肌束,在围绕内括约肌的周围。肛门内括约肌是不随意肌,长约 3 cm,围绕肛管的上 2/3,系直肠环肌肥大增厚部分。有帮助排便,但无括约功能。肛提肌是随意肌,在直肠周围形成盘底的一层宽薄的肌肉,由耻骨直肠肌,耻骨尾骨肌和髂骨尾骨肌三部分组成。耻骨直肠肌部分与肛门外括约肌后部合并,共起肛管括约功能。直肠纵肌向下围绕肛管上部,组成肛管直肠环。有感染时,可沿间隔蔓延,发生脓肿或瘘管。肛门括约肌图,见图 1-5;肛管直肠肌内图,见图 1-6。

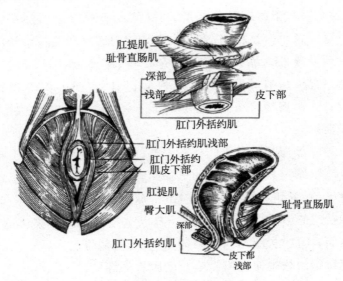

图 1-5　肛门括约肌图

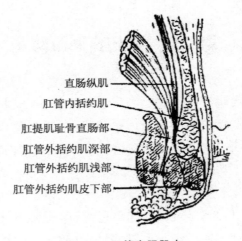

图 1-6　肛管直肠肌肉

## 一、肛门内括约肌

### (一)内括约肌的形态

　　肛门内括约肌是直肠环肌层的延续,珠白色。上界平肛管直肠肌环平面,下达括约肌间沟。肌束为椭圆形,连续重叠呈覆瓦状排列。上部纤维斜向内下,中部逐渐呈水平,下部有些纤维斜向上,下端最肥厚,形成一条清楚的环状游离缘,居齿线以下 1.0～1.5 cm 处。内括约肌的高度为 0.32～0.65 cm,其厚度全周并不一致,一般为 0.54~0.38 cm。内括约肌是直肠环肌延续到肛管部增厚变宽而成。属于平滑肌,受自主神经支配。上起肛直环平面,下到括约肌间沟,环绕肛管上 2/3 部,肌束呈椭圆形连续重叠排列如覆瓦状。上部纤维斜向内下,中部呈水平,下部稍斜向上,在最肥厚的下端形成一条环状游离线。指诊括约肌间沟可触及此线。内括约肌的作用主要是参与排便反射。当直肠内粪便达到一定量时,通过直肠内的压力感受器和齿线区的排便感受器,可反射性引起内括约肌舒张,排出粪便。排便中止时,内括约肌收缩,可使肛管排空。排便结束后,内括约肌可长时间维持收缩状态而不疲劳,并保持一定张力、蓄存粪便。由于内括约肌是消化道环肌层,属不随意肌,保持平滑肌特性,所以在受到有害刺激时容易痉挛。肛裂、肛门狭窄等可致内括约肌持续痉挛,产生排便困难和剧痛,此时切断部分内括约肌可解除痉挛,内括约肌切断后不会引起排便失禁。

**(二)内括约肌的特性**

(1)内括约肌是不随意肌,没有肌内神经节,只需以极少的能量消耗,即能维持长时间的收缩状态而不疲劳,即使部分切断也不影响它的肛门自制功能。

(2)直肠充胀时可迅速引起反射性松弛,此即直肠-内括约肌松弛反射。此反射是正常排便反射的重要组成部分,也是反映内括约肌功能的重要指标。

(3)在外来刺激的作用下(如胃肠胀气或稀便刺激直肠壶腹)或附近随意肌(外括约肌、耻骨直肠肌)的收缩,均能反射性地引起内括约肌的肌张力增强。

(4)扩肛作用:内括约肌借其平滑肌特有的延展性,充分松弛时能保证肛管有足够程度的扩张为排便做准备。中止排便时,内括约肌收缩使肛管排空。其强有力的游离下缘可产生逆蠕动波,将残留粪便向上推入直肠。肛管松弛时最大的扩张度可达直径 3.8 cm。

(5)内括约肌具有消化道环肌层的固有特性,即易痉挛。特别是肛管正处于消化道出口处,一般有害刺激,如药物灌肠、肛隐窝炎、痔核以及直肠炎等,易影响此暴露部分,引起内括约肌痉挛。如果持续性痉挛,将使肌肉组织的结构改变而导致永久性痉挛及肛裂、肛门狭窄等病理变化。

(6)内括约肌除有机械性关闭肛门的作用外,尚参与随意性抑制作用。排便时,外括约肌随意性收缩,阻止内括约肌放松,后者通过神经反射抑制胃肠收缩,使粪便潴留在直肠内,从而达到肛门自制的目的,此种过程称随意性抑制作用。如果破坏了内括约肌,则外括约肌收缩时就不能引起上述的反射活动,直肠就会持续收缩,而外括约肌将因不能持久收缩(因是横纹肌)而疲劳,导致肛门失禁。因此,内括约肌不仅有非随意性自制作用,而且在随意性自制作用中扮演不可忽视的重要角色。

## 二、肛门外括约肌

肛门外括约肌为环绕肛门内括约肌周围的横纹肌,按其纤维所在位置,又可分为皮下部、浅部及深部。在解剖上和临床上,三者都不易截然分开,而且此肌在肛门后正中形成三角形缺陷。外括约肌位于内括约肌的下外方,在肛管闭合时,内括约肌的下部被括约肌围绕,而麻醉时,外括约肌向外移位,而内括约肌则向下移位,使肛管变短,肛门外括约肌受体神经支配,有括约肛门的作用。

### (一)皮下部

皮下部位于肛管下端皮下,肌束呈环形,前方附着于会阴中心腱,后方附着于肛门下端皮下肛尾韧带。手术损伤或需要切断此部时,不致引起大便失禁。

### (二)浅部

浅部位于皮下部深面,肌束围成椭圆形,后方附着于尾骨下部及肛尾韧带,向前向下至肛门后正中分为左右二股,围绕肛管两侧至前方合而为一,再与皮下层会合向前止于会阴浅横肌,球海绵体或阴道括约肌,会阴体。

### (三)深部

深部位于浅部上方,为环形肌束,环绕肛门内括约肌与直肠壁纵行肌层的外面。其深部的肌纤维与耻骨直肠肌相融合,形成较厚的环行肌束,前方有许多肌纤维互相交织,并与会阴浅横肌相接,在女性更为显著。后方的肌纤维多附着于肛尾韧带。

## 三、肛提肌

左右各一,联合做成盆膈。肛提肌是随意肌,上面盖以盆膈筋膜,使之与膀胱、直肠或子宫隔离;下面覆以肛门筋膜,并成为坐骨直肠窝的内侧壁。肛提肌分三部:耻骨直肠肌、耻骨尾骨肌、髂骨尾骨肌。耻骨直肠肌位于其他两部深处,起于耻骨和闭孔筋膜,向下向后,绕过阴道或前列腺,附着于直肠下部的两侧,在直肠后方与对侧合二为一,向后止于骶骨。有一部分纤维与外括约肌深部连合。耻骨直肠肌只围绕肛管直肠连接处的后方及两侧,其他两肌在深处形成一坚强悬带,对肛门括约肌有重要作用。耻骨尾骨肌起于耻骨支后面,向上向内向后围绕尿道及前列腺或阴道。有的纤维在内外括约肌之间交叉止于会阴。但大部纤维在内外括约肌之间止于肛管两侧。向后与对侧结合,最后止于骶骨下部和尾骨。髂骨尾骨肌起于坐骨棘内面和白线的后部,向下向后与对侧结合,止于尾骨(图 1-7)。

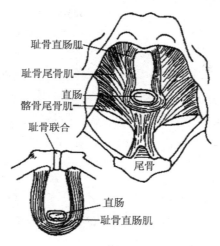

耻骨直肠肌

耻骨尾骨肌

直肠

髂骨尾骨肌

耻骨联合

尾骨

直肠

耻骨直肠肌

**图 1-7 肛提肌**

肛提肌由第 2、3、4 骶神经及肛门神经或会阴神经的一支支配,其作用复杂,两侧肛提肌形成盆膈,载托盆内脏器。两侧同时收缩可提高盆底,并能保持肛管直肠角度,使直肠下端及肛管上端提高,随意闭合肛门。围绕直肠的肌纤维可压迫直肠,帮助排便。通过括约肌之间的肌纤维,可使肛门松弛,开始排便;排便时肛提肌收缩,压迫膀胱颈,闭合尿道,令粪便排出。同时肛提肌与直肠纵肌纤维联合,可使直肠固定,防止脱垂。

**四、联合纵肌**

直肠纵肌与肛提肌在肛管上端平面汇合时,肌束混合在一起,形成了集平滑肌纤维、少量横纹肌纤维、大量弹力纤维的肌束,被称之为联合纵肌。联合纵肌的肌束下降后分为三束:一束向外,行于外括约肌肌皮下部与浅部之间,形成间隔将坐骨直肠窝分成了深浅两部;一束向内,行于外括约肌皮下部与内括约肌下缘之间,形成肛门肌间隔,止于括约肌间沟处的皮肤,在内括约肌的内侧皮下形成了肛门黏膜下肌;再一束向下,穿外括约肌皮下部,止于肛周皮肤,形成了肛门皱皮肌。

联合纵肌在临床上有重要意义。

**(一)固定肛管**

由于联合纵肌分布在内、外括约肌之间,把内、外括约肌、耻骨直肠肌和肛提肌联合箍紧在一起,并将其向上外方牵拉,所以就成了肛管固定的重要肌束,如联合纵肌松弛或断裂,就会引起肛管外翻和黏膜脱垂。所以有人将联合纵肌称为肛管的"骨架"。

### (二)协调排便

联合纵肌把内、外括约肌和肛提肌联结在一起,形成排便的控制肌群。这里联合纵肌有着协调排便的重要作用。虽然它本身对排便自控作用较小,但内、外括约肌的排便反射动作都是依赖联合纵肌完成的。所以联合纵肌在排便过程中起着统一动作,协调各部的作用。可以说是肛门肌群的枢纽。

### (三)疏导作用

联合纵肌分隔各肌间后,在肌间形成了间隙和隔膜,这就有利于肌群的收缩和舒张运动,但也给肛周感染提供了蔓延的途径。联合纵肌之间共有四个括约肌间间隙,最内侧间隙借穿内括约肌的肌纤维与黏膜下间隙交通,最外侧间隙借外括约肌中间祥内经过的纤维与坐骨直肠间隙交通。内层与中间层之间的间隙向上与骨盆直肠间隙直接交通,外层与中间层之间的间隙向外上方与坐骨直肠间隙的上部交通。所有括约肌间间隙向下均汇总于中央间隙。括约肌间间隙是感染沿直肠和固有肛管蔓延的主要途径。

联合纵肌下端与外括约肌基地祥之间为中央间隙,内含中央腱。由此间隙向外通坐骨直肠间隙,向内通黏膜下间隙,向下通皮下间隙,向上通括约肌间间隙,由此进而可达骨盆直肠间隙。中央间隙与肛周感染关系极为密切。所有肛周脓肿和肛瘘,最初均起源于中央间隙的感染:先在间隙内形成中央脓肿,脓液沿中央腱各纤维隔蔓延各处,形成不同部位的脓肿和肛瘘。中央间隙感染多数由于硬便擦伤肛管黏膜所致。因此处黏膜与中央腱相连,较坚硬缺乏弹性,黏膜深面是内括约肌下缘与外括约肌基地祥之间的间隙,缺乏肌肉支持,故最易致外伤感染而累及中央间隙,感染可短期局限于该间隙内,如不及时处理,即会向四周扩散。

由肛门外括约肌的浅、深部,耻骨直肠肌,肛门内括约肌以及直肠壁纵行肌层的下部等,在肛管与直肠移行处的外围,共同构成的强大肌环,称肛直肠环。此环对括约肛门有重要作用,手术时若不慎被切断,可引起大便失禁。

### 五、肛管直肠环

在肛管与直肠连接处,由外括约肌浅层,深层,部分内括约肌,耻骨直肠肌和一部分直肠纵肌组成的"U"形环,此环在后方尤为明显,两侧稍差,前方不易摸清,手术时切断此环,可引起肛门失禁(图1-8)。

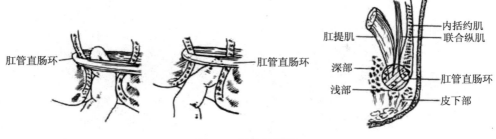

图 1-8　肛管直肠环

　　近年来,Shafik(1975 年)对肛管括约肌进行了认真的研究,而且许多学者都支持他的理论。他认为,肛管括约肌像 3 个"U"形环,其顶环为耻骨直肠肌及外括约肌深部,两者联合在一起不易分开,此环与处骨联合下缘相连包绕肛管上端,稍向下倾斜;中间环是外括约肌浅部。后部与尾骨末端相连,如同肌腱样呈一较强的肌束,在顶环之下,向前环绕,其底环是外括约肌皮下部,与前面正中的肛周皮肤附着,向后包绕肛管下端,并稍向上倾斜。在随意收缩肛门括约肌时,三环各按自己的方向收缩,顶环及其底环是由阴部神经的痔下神经支配,将肛管拉向前方,而中间环是由第 4 骶神经支配,将肛管拉向后方,因此,各个环的作用既是相互独立,又是互相代偿,从而维持着大便的自制。

# 第三节　肛门直肠周围间隙

　　在肛管直肠周围,存在着所谓外科解剖间隙。在这些间隙中,充满着脂肪组织和结缔组织,还有血管、淋巴和神经以及肛腺管的分支,是脓肿的好发部位。它们不仅是肛门直肠周围先天不足的地方,而且是大部分肛肠疾病的发源地,因此,在临床上有着重要的意义。这些间隙可分为两大类,即提肛肌下间隙和提肛肌上间隙。肛提肌上有骨盆直肠间隙,在腹膜返折以下,直肠两侧,左右各 1 个;直肠后间隙,在直肠和骶骨之间,也在肛提肌上方,可与两侧骨盆直肠间隙相通;肛提肌下为坐骨直肠间隙,在肛管两侧,左右各一个(图 1-9,图 1-10)。

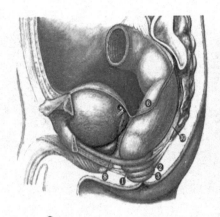
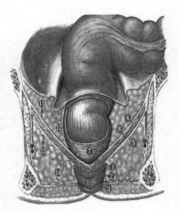

① 肛门外括约肌深部　　⑥ 腹膜　　　　　⑪ 肛提肌上间隙

② 肛门外括约肌浅部　　⑦ 直肠筋膜　　　⑫ 直肠旁间隙

③ 肛门外括约肌皮下部　⑧ 肛提肌　　　　⑬ 肛提肌下间隙

④ 肛提肌上筋膜　　　　⑨ 耻骨直肠肌　　⑭ 坐骨肛管窝

⑤ 肛提肌下筋膜　　　　⑩ 直肠后间隙

图 1-9　直肠肛管周围间隙

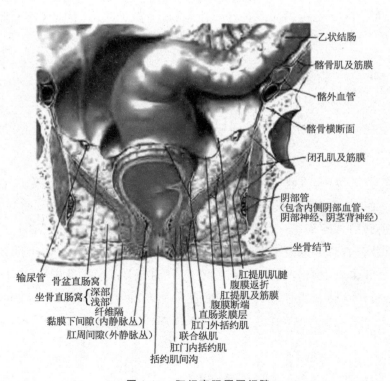

图 1-10　肛门直肠周围间隙

## 一、提肛肌下间隙

### （一）肛管周围皮下间隙

位于肛管下段周围，其上为直肠纵肌向外延伸部分，下为皮肤，内为外括约肌皮下部。

### （二）坐骨直肠间隙

在坐骨结节和肛管之间呈椎体形，左右各一，下为皮肤，上为提肛肌，内为耻骨直肠肌及外括约肌深、浅部，外为坐骨结节及闭孔内肌，后为骶结节韧带及臀大肌下缘，前为会阴筋膜及会阴浅横肌。联合纵肌将坐骨直肠间隙与肛管周围皮下间隙分开，一般肛周皮下间隙感染不易穿入上层，但在坐骨直肠间隙化脓时，感染可向下延及肛管周围皮下间隙，两侧坐骨直肠间隙可以经过肛门后深间隙而交通。

### （三）肛管后深间隙

在外括约肌深部之后，顶部为耻骨直肠肌及提肛肌，下为外括约肌浅部，后为尾骨，内充有脂肪组织。肛管后深间隙与两侧坐骨直肠间隙相交通，脓液可以从一侧的坐骨直肠间隙经过此交通道而侵入对侧，形成严重的后马蹄形瘘管。

### （四）肛管后浅间隙

上为外括约肌浅部，前为外括约肌皮下部，下为皮肤，此间隙感染只限于皮下组织，不会影响到肛管，坐骨直肠间隙后深间隙，此间隙常是肛裂引起的皮下脓肿所在位置。

### （五）肛管前深间隙

下为外括约肌浅部，附着在会阴体中央腱处，上界可伸展到直肠阴道隔，后为外括约肌深部，前为尿生殖膈。此间隙后侧与坐骨直肠间隙相连。前侧可向 Colles 筋膜即会阴浅筋膜深层延伸。

### （六）肛管前浅间隙

与肛门后浅间隙相同，感染只限于邻近的皮下组织。

### （七）括约肌间间隙

在内外括约肌之间联合纵肌层处，感染常来自肛腺，常向外、上、下方扩散形成各种不同的肛周围脓肿及肛瘘。

## 二、提肛肌上间隙

### (一)骨盆直肠间隙

在直肠两侧,下为提肛肌,前方为前列腺,膀胱和阴道,后为直肠与侧韧带。该间隙位置深,且间隙的顶部及两侧为软组织,故一旦积脓,即使较多,也常不易发现。

### (二)直肠后间隙

直肠后间隙又称骶前间隙,下为提肛肌,后为骶骨及骶前筋膜,前为直肠,上为反折的腹膜。

### (三)直肠膀胱间隙

在男性是在前列腺、膀胱与直肠之间,上界为腹膜。女性则有子宫相隔。

### (四)黏膜下间隙

在直肠黏膜和内括约肌之间,即黏膜下层,内有痔内静脉丛和淋巴管,与内痔的发生有关。直肠周围间隙中富有脂肪组织,并由很多纤维肌肉隔将其分成许多小房,当发生化脓性坏死时,脂肪很快坏死,且再生作用较弱,因而影响组织的愈合。在间隙中神经分布很少,感觉迟钝,故发生感染时,患者一般无剧烈疼痛,因此就医较晚,而且由于解剖上的位置与结构的关系,容易发生肛周脓肿和肛门直肠瘘。

# 第四节  肛门直肠的血管、淋巴及神经

## 一、肛管直肠血管

该区动脉有四支(图 1-11),即直肠上动脉、直肠下动脉,肛管动脉和骶中动脉。直肠上动脉是直肠供血中最主要的一支,来自肠系膜下动脉,在直肠上端背面分为左右两支,沿直肠两侧下行,穿过肌层达黏膜下层,与另二支动脉相吻合,在齿线上黏膜下层的主要分支是内痔的供应血管,位于左侧、右前和各后,构成痔的好发部位;直肠下动脉来自两侧髂内动脉,沿直肠侧韧带,向内向前至直肠下端,并与直肠上动脉在齿线相吻合;肛管动脉来自阴部内动脉,供应肛管和括

约肌,并与直肠上、下动脉相吻合;骶中动脉是主动脉的直接小分支,沿骶骨而下,供应直肠下端的后壁。该区有两个静脉丛:①直肠上静脉丛位于齿线以上的直肠黏膜下层内,扩张形成内痔。该静脉丛汇成分支后穿过直肠壁,集成直肠上静脉,经肠系膜下静脉注入门静脉。②直肠下静脉丛位于齿线以下的肛管皮肤下层,是外痔的发生部位。直接或经阴部内静脉流入髂内静脉,以上两静脉丛之间有丰富的吻合支成为门静系统和体静脉系统的一个重要侧支循环道路。

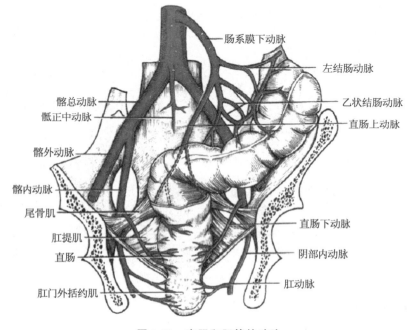

**图 1-11 直肠和肛管的动脉**

## 二、肛管直肠淋巴

肛门、直肠淋巴组织,以齿线为界分为上、下两组,并通过吻合支紧密连接。

### (一)上组

在齿线以上,汇集直肠黏膜层、黏膜下层,肌层和肠壁外淋巴网,形成淋巴丛,其流向有三个方面。

(1)向上至直肠后部与乙状结肠系膜根部淋巴结。由此向上沿肠系膜下动脉,至左髂总动脉分叉处,入结肠系膜上部淋巴结,最后入腰淋巴结。

(2)向两侧在侧韧带内与直肠下血管伴行,入髂内淋巴结到腰淋巴结。

(3)向下经坐骨直肠窝,穿过肛提肌至髂内淋巴结。

### (二)下组

在齿线以下,汇集肛管下部、肛门及外括约肌淋巴结。起自皮下淋巴丛,互相交通,向上经齿线与上组吻合,向前经会阴部流至腹股沟淋巴结,最后入髂外或髂总淋巴结。

淋巴回流是炎症蔓延、肿瘤转移的主要途径。直肠炎症和肿瘤多向髂内淋巴结蔓延和转移。肛门炎症和肿瘤多向腹股沟淋巴结蔓延和转移。因此,直肠癌手术不能忽视转移至腹股沟淋巴结的可能,肛管癌手术也要注意肠系膜上淋巴结的转移(图 1-12)。

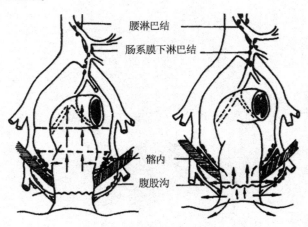

图 1-12 肛管、直肠淋巴回流

## 三、肛管直肠神经

### (一)直肠神经

直肠神经为自主神经,由交感神经与副交感神经支配,位于齿线上方,称无痛区。

**1.交感神经**

交感神经来自上腹下丛(骶前神经)和下腹下丛(盆丛)。随着直肠上动脉和直肠下动脉分布到直肠肌层和黏膜层。上腹下丛在腹膜后第 4 腰椎至第 1 骶椎前面分出一对腹下神经,在直肠两侧,向下、向外至膀胱底后方的下腹下丛,并与副交感神经相连。由此发出的神经纤维分布到直肠、肛门括约肌、膀胱、外生殖器,有抑制肠蠕动,并使内括约肌收缩的作用。

**2.副交感神经**

副交感神经来自第 2、3、4 骶神经。随着骶神经前根,穿出骶前孔,组成盆神经,直接入腹下丛与交感神经相连。这些神经纤维在前列腺、膀胱底和直肠之间构成盆丛,随着直肠下动脉分布到直肠、膀胱和肛门括约肌,有增加肠蠕动,促进分泌,使内括约肌松弛的作用。

**(二)肛门神经**

肛门部位分布自主神经和脊神经,主要由阴部神经与肛门神经支配,位于齿线以下,称有痛区。

1.自主神经(内脏神经)

肛管和肛门周围的交感神经,主要来自骶、尾神经节,分布在肛门周围皮肤内腺体和血管。支配肛管的副交感神经,由上方直肠壁内肠肌丛连续而来,形成联合丛肌神经丛,分布到肛门周围皮肤。黏膜下丛与肛门周围皮肤的神经丛相连,分布于皮内汗腺、皮脂腺和大汗腺。

2.脊神经(躯体神经)

主要有第3、4、5骶神经和尾神经的一小支,肛管和肛门周围皮肤由肛门神经支配,肛门神经是阴部内神经的一支,与肛门血管并行,通过坐骨直肠窝,分布于外括约肌。再由内、外括约肌之间进入肛管,在黏膜下层内分成上、下两支,上支分布于齿线下方肛管,下支分布于肛门皮肤、会阴、阴囊。躯体神经和自主神经之间存在着内在的联系,直肠、肛管的生理反射需要两种神经的协同作用完成,任何一种神经遭到破坏均可引起肛门、直肠的功能紊乱(图 1-13)。

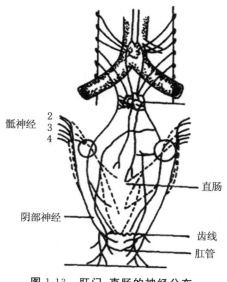

**图 1-13　肛门、直肠的神经分布**

# 第五节  结肠及结肠周围的血管

结肠由盲肠瓣起止于直肠。共分盲肠、升结肠、结肠肝曲、横结肠、结肠脾曲、降结肠及乙状结肠。长 130～150 cm。横结肠及乙状结肠有肠系膜,活动范围较大,其他部分比较固定。结肠比小肠直径粗,其长度不超过小肠的,结肠在排空后收缩时,其直径只能通过拇指,如发生梗阻,可极度扩张。结肠由三条纵肌形成的结肠带,在结肠表面,距离相等,宽 6 cm。结肠带比结肠短,因此使结肠形成一列袋状突起,叫作结肠袋。并由三条结肠带将结肠分成三行,在结肠外面结肠带的两侧有脂肪垂,在乙状结肠较多并有蒂。

## 一、盲肠

位于右髂窝,腹股沟韧带外侧半的上方,长约 6 cm,宽 7 cm,是结肠壁最薄、位置最表浅的部分。在盲肠与升结肠连接处有回盲瓣,其顶端内侧有阑尾,有腹膜包绕,约 5% 其后方无腹膜,系膜短小,活动受限,有的系膜较长,活动度强。后方有髂肌、腰肌、股神经及髂外血管。有时因发育不全,盲肠在肝下右肾前方,也有可能向下到盆腔。

## 二、升结肠

在盲肠与肝曲之间,由盲肠向上到肝右叶下面,下端与髂嵴相平,上端在右第 10 肋横过腋中线止。长 12.5～20 cm。前面及两侧有腹膜遮盖,使升结肠固定于腹后壁与腹侧壁,约 1/4 的人有升结肠系膜,成为活动的升结肠,可引起盲肠停滞。有的因向下牵引肠系膜上血管蒂可将十二指肠压迫在腰椎体上,造成十二指肠根部梗阻。前方有小肠及大网膜和腹前壁;后方由上向下有右肾、腰背筋膜;内侧有十二指肠降部、输尿管、精系或卵巢血管。

## 三、结肠肝曲

在右侧第 9 和第 10 肋软骨下面,起于升结肠,在肝右叶下面与右肾下极前面之间向下向前,然后向左与横结肠连接,有腹膜遮盖,内侧前方有胆囊底,内侧后方有十二指肠降部及右肾,内紧靠胆囊,胆石可穿破胆囊到结肠内。肝曲比脾曲位置较低也浅,也不如脾曲固定。

## 四、横结肠

由肝曲开始,在胃大弯下方,横过腹腔与脾曲相连。长 40～50 cm,两端固定,中间凸向下前,有腹膜完全包绕,并有较长的横结肠系膜。平卧时横结肠在脐上方,站立时其最低部可达脐下,有的可下降到盆腔。女性横结肠位置较低,容易受盆腔内炎症侵犯,与盆腔器官粘连。横结肠系膜由肝曲横过十二指肠降部前面,胰腺前面到脾曲附着于腹后壁。右半结肠切除时,横结肠右端粘连,分离时可能损伤十二指肠。

大网膜发生时起于胃大弯,在横结肠前方下降到腹腔,然后又向上反折,越过横结肠与膈下腹膜融合。在胚胎中期大网膜后层与横结肠浆膜及其系膜融合。连接胃大弯与横结肠的大网膜叫胃结肠韧带。胃切除时必须防止结扎横结肠系膜内的结肠中动脉,分离横结肠右半时应防止损伤十二指肠及胰腺。

## 五、结肠脾曲

横结肠末端向上、向后、向左、在脾下方又弯向下,与降结肠连接成为脾曲。脾曲位置高而深,是结肠最固定的部分,手术分离困难。除其后面与胰腺尾连接处以外,都有腹膜遮盖。前方有胃体及肝左叶的一部分,后与左肾及胰腺尾相连。脾结肠韧带为三角形,在脾曲外侧,向上向内与膈肌相连。韧带内有少数血管,如横结肠远段和降结肠近段有病变时,韧带内血管常增多。游离脾曲时,应先结扎切断胃结肠韧带,再分离降结肠;将左半横结肠牵紧,即可看清脾结肠韧带,结扎切断,以免损伤脾脏。

## 六、降结肠

降结肠是由脾曲到髂嵴的一段结肠,长 8～12 cm,由起点向下向内,横过左肾下极,然后垂直向下到髂嵴。前面及两侧有腹膜遮盖,有的有降结肠系膜。后方有股神经,精索或卵巢血管,腰方肌及髂外血管,内侧有左输尿管,前方有小肠。

## 七、乙状结肠

位于盆腔内,起于降结肠下端,向下在第 3 骶椎前方,正中线左侧,止于直肠上端。其上端叫髂结肠,在左髂窝内,常无系膜,比较固定,在髂肌前面向下,平髂前上棘转向内,与腹股沟韧带平行,到盆缘与下段盆结肠相连。盆结肠即乙状结肠的下段,在髂结肠与直肠之间。乙状结肠肠曲弯曲,长短和部位不同,短者10 cm,长者 90 cm。一般 25～40 cm。平常在盆腔左半,如长而活动的可到右髂部。因长而活动容易外置,也容易扭转。肠脂肪垂多而明显。腹膜包绕全部乙状结肠,并形成乙状结肠系膜。系膜在肠中部较长,向两端逐渐变短并在两端消失,因此,乙状结肠两端在降结肠与直肠连接处固定,中部活动范围较大。乙状结肠系膜呈扇形,根部斜行附着于盆腔,有升降两部。升部由左腰大肌肉缘横过左侧输尿管及左髂外动脉,向上向内至正中线,然后在骶骨前方垂直向下,成为降部,止于骶椎前面。乙状结肠前方与膀胱或子宫之间有小肠,后有骶骨,左侧输尿管由其后方经过,手术时应避免损伤。

## 八、直肠乙状结肠连接处

乙状结肠纵肌成三条肌带,直肠纵肌则均匀分布于肠壁。而由三条肌带变成平均分布,是经过一段肠曲逐渐改变的,无确切分界线。因乙状结肠远端2～3 cm,从解剖学看与直肠有密切关系,临床上叫作直肠乙状结肠连接处。此处有六种解剖学特点:①肠腔直径变小;②连接处下方的肠曲不完全有腹膜包绕;③肠系膜消失;④纵肌带成为连续的肌层;⑤无肠脂肪垂;⑥明显黏膜皱襞变成平滑黏膜。

此处在临床上很重要,容易生癌,在此处常可见到溃疡性结肠炎和息肉病的明显改变。患者仰卧手术时,乙状结肠由骨盆移向上方,不能分清直肠与乙状结肠的界线。确定肿瘤部位常以骶骨岬作为标志,即将乙状结肠由盆腔牵出,牵紧直肠;如肿瘤在骶骨岬下方,即是直肠肿瘤;如在骶骨岬之上即是乙状结肠肿瘤。

## 九、结肠血管

### (一)动脉

右半结肠的动脉由肠系膜上动脉而来,有结肠中动脉、结肠右动脉和回结肠动脉。左半结肠的动脉由肠系膜下动脉而来,有结肠左动脉和乙状结肠动脉。另外,有边缘动脉和终末动脉。

#### 1.结肠中动脉

在胰腺下缘起于肠系膜上动脉,在胃后进入横结肠系膜,向下向前向右,分成左右两支。右支在肝曲附近多与结肠右动脉的升支吻合,供给横结肠右1/3。左支多与结肠左动脉升支吻合,供给横结肠2/3。因其主干在中线右侧,其左侧横结肠系膜有一无血管区,因此常可在此区穿过横结肠系膜进行手术。有25%的人无结肠中动脉,由结肠右动脉的一支代替,也可能有两条结肠中动脉。

#### 2.结肠右动脉

在结肠中动脉起点下方1～3 cm处,起于肠系膜上动脉,在腹膜后、右肾下方,向右行,横过下腔静脉,右精索或卵巢血管及右输尿管,分成升降两支。升支多与结肠中动脉的右支吻合,降支与回结肠动脉升支吻合。整个右动脉供给升结肠和脾曲。

### 3.回结肠动脉

在结肠右动脉起点下方,起于肠系膜上动脉,有时与结肠右动脉合成一条主干。在十二指肠横部下方腹膜后,向下向右,分成升降两支。升支与结肠右动脉降支吻合,降支到回盲部分成前后两支,与肠系膜上动脉的回肠支吻合。这一动脉供给回肠末段、回盲部和升结肠下段。

### 4.结肠左动脉

在十二指肠下方起于肠系膜下动脉的左侧,在腹膜后向上向外,横过精索或卵巢血管,左输尿管及肠系膜下静脉,走向脾曲。分成升降两支,升支向上横过左肾下极,多与结肠中动脉左支吻合,供给降结肠下段。

### 5.乙状结肠动脉

数目不同,2~6条,一般分第1、2、3乙状结肠动脉,其起点也不一致。有的是单一的动脉,起于肠系膜下动脉,分成数支;有的每支分别起于肠系膜下动脉;有的第一乙状结肠动脉起于结肠左动脉,在乙状结肠系膜内向下向左,互相吻合,形成动脉弓和边缘动脉。在上部与结肠左动脉降支吻合,在最下部与直肠上动脉之间无边缘动脉连接,但在此区内动脉吻合丰富。乙状结肠动脉主要供给乙状结肠。

### 6.肠系膜下动脉

距主动脉分叉上 3~4 cm 处,对十二指肠的第三段下缘,起于腹主动脉,向下向左,横过左髂总动脉,称直肠上动脉。

### 7.边缘动脉

边缘动脉是各结肠动脉之间互相吻合形成的边缘动脉弓,与结肠系膜边缘平行,由回盲部到直肠乙状结肠连接处。如边缘动脉完好,在肠系膜下动脉由主动脉起点结扎切断,仍能维持左半结肠血液供应。这种吻合可由单一动脉连接,或由一、二级动脉弓连接,对结肠切除有重要关系。但其保持侧支循环大小和距离不同,有的在结肠中动脉与结肠左动脉之间缺乏吻合,有的在结肠右动脉与回结肠动脉之间缺乏吻合。因此结肠切除时,应注意检查边缘动脉分布情况,结肠断端血液循环是否充足。

### 8.终末动脉

终末动脉是由边缘动脉分出长短不同的小动脉,与结肠垂直到肠壁。其短支由边缘动脉或由长支分出,分布于近系膜侧的肠壁。长支由边缘动脉而来,在浆膜与肌层之间,到结肠带下方,穿过肌层,分布于黏膜下层,与对侧长支吻合,脂肪垂根部常有终末动脉,切除时不可牵拉动脉,以免损伤。

**(二)静脉**

结肠壁内静脉丛汇集成小静脉,在肠系膜缘合成较长静脉,与结肠动脉并行,成为与结肠动脉相应的静脉。伴随右半结肠动脉的有结肠中静脉、结肠右静脉和回结肠静脉。这些静脉合成肠系膜上静脉,入门静脉-左半结肠静脉经过乙状结肠静脉和结肠左静脉,入肠系膜下静脉,在肠系膜下动脉外侧向上,到十二指肠空肠曲外侧转向右,经过胰腺右方,入脾静脉,最后入门静脉。

肛门直肠和结肠血管分布很不一致,并有许多差异,结扎血管前,应详细检查动、静脉分布形式并要结扎准确,以免血液循环供应不良。

结肠的神经支配有三个层次。

**1.肠内在神经**

肌肠神经丛和黏膜下神经丛的形式存在,含胆碱能和肾上腺素能神经纤维,还有肽能神经纤维,所释放的神经递质对结肠可能有重要的调节作用。

**2.自主神经**

包括胸、腰、骶神经,经内脏神经,腹下神经和盆腔神经至结肠的神经纤维,司职结肠各种反射。

**3.运动神经**

随意控制肛门收缩和排便,交感神经兴奋减少结肠收缩和黏液分泌,副交感神经兴奋则起到相反作用,神经冲动以后的后续作用主要靠肽能神经所释放的胃肠激素,结肠产生的 VIP、生长抑素、神经降压素、脑啡肽、肠高血糖素等对结肠有抑制作用,P 物质、甘丙素等则有刺激作用,情绪对结肠活动也有影响,刺激猫的视丘下部可使结肠活动增加。

# 第六节　盆部的血管、淋巴及神经

**一、左、右髂总动脉**

腹主动脉平第 4 腰椎下缘的左前方,分为左、右髂总动脉,沿腰大肌内侧斜向外下,至骶髂关节前方又分成髂内、外动脉。髂总动脉的内后方分别有左、右髂总静脉伴行,左髂总静脉在第 5 腰椎下缘的右前方与右髂总静脉汇合成下腔静脉。因此,右髂总动脉起始部位则位于左髂总静脉末段的前方。

## 二、髂外动脉

髂外动脉沿腰大肌内侧缘下行,穿血管腔隙至肌部。右髂外动脉起始部的前方有输尿管跨过,其外侧在男性有睾丸动、静脉及生殖股神经与之伴行,至其末段的前方有输精管越过。在女性,髂外动脉起始部的前方在卵巢动、静脉越过,其末段的前上方有子宫圆韧带斜向越过。髂外动脉近腹股沟韧带处发出腹壁下动脉和旋髂深动脉,后者向外上方贴髂窝走行,分布于髂肌和髂骨等。

髂总动脉及髂外动脉的投影:自脐左下方 2 cm 处至髂前上棘与耻骨联合连线的中点间的连线,此线的上 1/3 段为髂总动脉的投影;下 2/3 段为髂外动脉的投影。上、中 1/3 交界处即为髂骨动脉的起点。

## 三、髂内动脉

髂内动脉为一短干,长约 4 cm,于骶髂关节前方由髂总动脉分出后,斜向内下进入盆腔。其前外侧有输尿管越过,后方邻近腰骶干,髂内静脉和闭孔神经行于其内侧。主干行至坐骨大孔上缘处一般分为前、后两干,前干分支多至脏器,后干分支多至盆壁。髂内动脉按其分布,又可分为壁支与脏支。

## 四、盆部的动脉

### (一)壁支

1.髂腰动脉

起自后干,向后外方斜行,分布于髂骨、髂腰肌、腰方肌和脊髓等。

2.骶外侧动脉

起自后干,沿骶前孔内侧下行,分布于梨状肌、尾骨肌、肛提肌和骶管内诸结构。

3.臀上动脉

起自后干,多在腰骶干与第 1 骶神经之间,向下穿梨状肌上孔至臀部,分布于臀肌及髋关节。

4.臀下动脉

起自前干,多在第 2、3 骶神经之间,向下穿梨状肌下孔至臀部,分布于邻近结构。

**5.闭孔动脉**

起自前干,与同名静脉和神经伴行,沿盆侧壁经闭膜管至肌部,分布于邻近诸肌及髋关节。该动脉穿闭膜管前尚发出一耻骨支,与腹壁下动脉的耻骨支在耻骨上支后面吻合,有时吻合支粗大,形成异常的闭孔动脉,出现率占 17.95%,行经股环或腔隙韧带的深面,向下进入闭膜管。在施行股疝手术需切开腔隙韧带时,应特别注意有无异常的闭孔动脉,避免伤及,以防出血。

**(二)脏支**

包括膀胱上动脉、膀胱下动脉、子宫动脉、直肠下动脉,以及阴部内动脉等骶正中动脉亦分布于盆部。

**五、髂内静脉**

髂内静脉位于髂内动脉的后内侧,它的属支一般均与同名动脉伴行。盆部的静脉数目较多,壁薄且吻合丰富。盆内脏器的静脉多环绕各器官形成静脉丛,在男性有膀胱静脉丛、前列腺静脉丛及静脉丛;在女性除没有前列腺静脉丛外,还有子宫静脉丛、阴道静脉丛及卵巢静脉丛等。绝大多数的静脉均汇入髂内静脉,而直肠下静脉和肛静脉在直肠下部与门静脉系的属支——直肠上静脉吻合,为门静脉高压症时的侧支循环途径之一。

**六、盆部的淋巴**

盆部的淋巴结一般沿血管排列,淋巴结的数目、大小和位置均不恒定,主要的淋巴结群如下述。

**(一)髂外淋巴结**

沿髂外动脉后方及两侧排列,收纳腹股沟浅、深淋巴结的输出管,以及部分盆内脏器和腹前壁下部的淋巴。

**(二)髂内淋巴结**

沿髂内动脉及其分支排列,主要收纳盆内脏器、会阴及臀部等处的淋巴。位于髂内、外动脉间的闭孔淋巴结,还收纳子宫体下部及宫颈的淋巴。患宫颈癌时,此处淋巴结累及较早。

**(三)骶淋巴结**

沿骶正中动脉排列,收纳盆后壁及直肠的部分淋巴。

上述淋巴结的输出管注入髂总淋巴结。

### （四）髂总淋巴结

沿髂总动脉周围排列,通过接受髂外、髂内和骶淋巴结的输出管,收纳下肢、盆壁及盆内脏器的淋巴,然后注入左、右腰淋巴结。

## 七、盆部的神经

盆部的神经一部分来自腰、骶神经,另一部分来自内脏神经。腰丛的闭孔神经沿盆侧壁经闭膜管至股部。腰骶干及出骶前孔的骶神经前支组成粗大的骶丛,该丛位于盆侧壁后部的梨状肌前面,其分支经梨状肌、下孔出盆,分布于臀部、会阴及下肢。

盆部的内脏神经有以下几支。

### （一）骶交感干

由腰交感干延续而来,沿骶前孔内侧下降,有 3～4 对骶交感节,至尾骨前方,两侧骶交感干互相联合,形成单一的奇神经节,又称尾神经节。

### （二）盆内脏神经

又名盆神经,较细小,共 3 支。分别来自第 2～4 对骶神经的前支,为骶部副交感神经的节前纤维合成,并加入盆丛。节后纤维分布于结肠左曲以下的消化管、盆内脏器及外阴等。

### （三）上腹下丛

又名骶前神经,位于第 5 腰椎体前面,左、右髂总动脉之间,为腹主动脉丛向下的延续部分,并接受两侧腰交感神经节而来的腰内脏神经,形成单一的上腹丛。此丛发出的左、右腹下神经行至第 3 骶椎高度,与同侧的盆内脏神经和骶交感节的节后纤维共同组成左、右下腹下丛,又称盆丛。该丛位于直肠两侧,其纤维随髂内动脉的分支分别形成膀胱丛、前列腺丛、子宫阴道丛和直肠丛等,分布于盆内脏器。

盆腔内肿瘤及妊娠子宫的压迫或子宫颈癌的广泛清除手术时,均可能导致神经的损伤。

## 八、坐骨直肠窝

### （一）位置与组成

坐骨直肠窝位于肛管两侧,略似尖朝上方,底向下的锥形腔隙。其内侧壁的下部为肛门外括约肌,上部为肛提肌、尾骨肌及覆盖它们的盆膈下筋膜;外侧壁的下部为坐骨结节内侧面,上部为闭孔内肌、闭孔筋膜及深会阴筋膜;前壁为会阴浅横肌及尿生殖膈;后壁为臀大肌下缘及其筋膜和深部的骶结节韧带。窝内由盆膈下筋膜与闭孔筋膜汇合而成,窝底为肛门两侧的浅筋膜及皮肤。坐骨直肠窝向前延伸至肛提肌与尿生殖膈之间,形成前隐窝;向后延伸至臀大肌、骶结节韧带与尾骨肌之间,形成后隐窝。坐骨直肠窝内除血管、淋巴管、淋巴结及神经外,尚有大量的脂肪组织,称坐骨直肠窝脂体。排便时利于肛管扩张,并具有弹性垫的作用。窝内脂肪的血供欠佳,又邻直肠和肛管,是污染较多的部位,感染时容易形成脓肿或瘘管。

### (二)血管、淋巴及神经

阴部内动脉常与臀下动脉共干,起自髂内动脉前干,经梨状肌下孔出盆后,绕过坐骨棘后面,穿坐骨小孔至坐骨直肠窝。主干沿此窝的外侧壁前行,进入阴部管(为闭孔筋膜与浅会阴筋膜共同围成的管状裂隙,又称 Alcock 管)。阴部内动脉在管内分出 2~3 支肛动脉,穿筋膜向内横过坐骨直肠窝脂体,分布于肛门周围诸肌和皮肤。阴部内动脉行至阴部管前端时,即分为会阴动脉和阴茎动脉(女性为阴蒂动脉)两支进入尿生殖区。会阴动脉分布于会阴肌及阴囊或大阴唇;阴茎(蒂)背动脉和阴茎(蒂)深动脉,分布于阴茎或阴蒂。

阴部内静脉及其属支均与同名动脉伴行,肛静脉与直肠上、下静脉之间有广泛吻合,阴部内静脉汇入髂内静脉。

坐骨直肠窝的淋巴结收纳齿状线以上的部分淋巴,其输出管随肛动、静脉注入髂内淋巴结;部分淋巴管经会阴注入腹股沟浅淋巴结。

阴部神经由骶丛发出,与阴部内血管伴行,共同绕过会骨棘经坐骨小孔至坐骨直肠窝,向前进入阴部管。在管内发出肛神经,分布于肛提肌、肛门外括约肌、肛管下部及肛周皮肤等。主干行至阴部管前端时,即分为会阴神经及阴茎背神经(女性为阴蒂背神经),向前进入尿生殖区,其分支、分布与动脉相同。由于阴部神经在行程中绕坐骨棘,故会阴手术时,常将麻药由坐骨结节与肛门连线的中点经皮刺向坐骨棘下方,以进行阴部神经阻滞。

# 第二章

# 大便失禁

## 第一节 流行病学

成人的大便失禁患病率由于研究方法的差异而有所不同,有横向型研究报道,社区成人大便失禁的患病率可相差 10 倍。一项样本量超过 1 000 例的丹麦 6～9 岁儿童的随机研究显示女孩和男孩的患病率分别为 5.6% 和 8.3%。Thoms 等报道,英国人群中患病率为 0.43%,其研究中将大便失禁定义为"每月至少有 2 次便污",采用面对面的问答形式可能导致偏低的患病率估计值。Giebel 等采用敏感性较高的定义和匿名问卷的调查方法,调查了住院患者、其照护人和家人,发现包括成形大便失禁、排气失禁和频发便污的发生率约为 20%。Talley 等的研究显示,65 岁以上的成人大便失禁每周大于一次的患病率为 3.7%,6.1% 的老年人使用衬垫,男女无明显差异。因此,一般人群的大便失禁患病率是很难被估计的,通常患病率在 11%～17%,不同性别之间患病率相似,且随年龄增长而上升。

## 第二节 病理生理

影响肛门自制的因素包括完整的肛门括约肌结构、直肠顺应性、有效地排空、粪便性质和排便量、肠道动力、盆底结构完整性、皮质意识、认知功能、活动能力等。正常排便是一个完整的躯体内脏反应过程,涉及结肠、直肠、肛门间的功能协调。当一种或几种控便机制受损而其他机制失代偿时就会发生大便失禁。

## 一、括约肌水平以上功能障碍

### (一)粪便性状/体积及胃肠道传输

粪便性状和传输到直肠的速度对大便失禁的发生有非常重要的影响。液体粪便快速传输至直肠,引起正常人的排便急迫和失禁,许多特发性大便失禁的患者存在慢性腹泻,常继发于肠易激综合征,这些患者乙状结肠压力和动力参数多高于正常人。

### (二)直肠顺应性和动力

直肠是由内层环形肌和外层纵行肌组成的肌性管道,是粪便储存器和排便推动器。正常扩张的直肠尽管容积变大但仍能维持较低的腔内压力。当直肠顺应性下降,很少量的粪便将产生很高的压力,引起排便急迫和失禁。这一机制在溃疡性结肠炎、放射性直肠炎或括约肌保留手术后的患者尤为明显。许多大便失禁的患者直肠顺应性下降,还不清楚这是失禁的原因还是失禁的结果。特发性和外伤性大便失禁患者直肠顺应性没有差别,显示直肠顺应性降低更可能是肛门括约肌功能不全所致而非大便失禁的原因。

### (三)直肠肛门抑制反射

直肠肛门抑制反射使得直肠内容物与肛管上部的上皮接触,此处富含游离的感觉神经末梢。这一反射过程包括直肠收缩和肛管内括约肌松弛,同时存在肛管外括约肌反射性收缩以避免发生失禁。肛管内括约肌在直肠肛门抑制反射机制作用下每小时松弛数次,迅速对气体、液体和固体粪便进行鉴别,这对肛门自制的精确调节具有非常重要的作用,机体可以选择保留或排出直肠内容物。肛门直肠功能正常者或者轻度感觉功能障碍不会导致大便失禁。如果直肠肛门抑制反射受损且括约肌功能减弱,尤其是同时伴有直肠感觉功能减退的患者,可能完全不知或不能控制粪便。直肠肛门抑制反射受损是患者大便失禁的重要原因之一。

### (四)直肠感觉

直肠感觉功能改变,无论是低敏还是高敏对排便异常的影响非常显著。直肠本身没有本体感受器,它们存在于肛提肌、耻骨直肠肌和肛管括约肌,接受直肠壁扩张和牵拉感觉的传入,这些感觉沿着阴部神经传至 $S_2$、$S_3$ 和 $S_4$ 神经根。阴部神经为混合神经,主要支配肛门直肠壁和括约肌复合体,走行于盆底,易受牵拉损伤,特别是经阴道分娩。许多大便失禁患者形态学检查显示括约肌完整,实质是和神经病变导致直肠排空功能障碍和感觉障碍有关,但直肠敏感性下降的具体原因不明。目前有证据认为可能由于盆底神经损伤和不良排便习惯所致,最为常见的原因主要与精神状况改变(如痴呆、中风和脑病)和感觉神经病变(如糖尿病、脊柱裂、脑或脊膜膨出)有关。直肠敏感性下降与便秘密切相关,但也可导致被动性大便失禁。这一现象在养老院患者中常见,表现为直肠动力和感觉功能减退、粪便潴留或嵌塞于直肠,由于直肠肛门抑制反射存在,造成肛管内括约肌持续松弛导致充溢性大便失禁。约 30% 的大便失禁患者,其主要病因是直肠感觉阈值增高,直肠感觉功能减退。大便失禁患者测压时直肠高敏也较为多见,这是造成急迫性大便失禁的独立因素。当患者括约肌功能障碍伴随有直肠高敏时,与单纯括约肌功能障碍相比,患者排便频率和急迫感显著增强,需要使用更多衬垫导致生活方式受限。使用持续直肠乙状结肠测压装置研究直肠乙状结肠运动功能,表明直肠高敏通常伴有直肠乙状结肠收缩活动增强,表现为直肠持续收缩。

## 二、括约肌功能障碍

### (一)内括约肌的完整性

内括约肌是一环状平滑肌,维持 50%～85% 的肛管静息压。由于固有肌源性因素和外部自主神经支配,使其能保持持续收缩状态。随着年龄增长,静息压由于肌纤维逐渐退化而进行性降低。肌肉的结构损伤常见于肛门直肠外伤或肛门手术后。超过 35% 妇女在分娩中发生肛管内括约肌损伤,同时伴有肛管外括约肌损伤,继而导致肛管静息压降低,肛管外括约肌不能有效收缩而发生被动性失禁。临床上常见的是肛管内括约肌结构完整但无法维持持续收缩状态,约在 25% 的特发性大便失禁患者中可以观察到这一现象。

### (二)耻骨直肠肌、肛管外括约肌的完整性

耻骨直肠肌和肛管外括约肌有不同的神经支配,但却是不可分割的功能单元,因此耻骨直肠肌现在被认为是外括约肌最深层的部分。这些肌肉一起构成 Shafik 描述的三肌袢系统。与身体其他部位的骨骼肌不同,盆底肌在静息状态下需要保持一定的张力而不受意识控制。这是由于盆底肌中富含主要负责张力性收缩的 I 型肌纤维。耻骨直肠肌 U 形环形成的肛直角可以维持粪便自制。同时测量肛管和直肠的压力以及肛管外括约肌和耻骨直肠肌肌电图,并同时进行钡剂造影显示直肠轮廓,发现排便时直肠和肛管括约肌压力增高,肛管外括约肌和耻骨直肠肌肌电活动显著增强。Bannister 等提出阀门机制假说,观察到正

常人群中如果直肠前壁阀门机制成立,那么直肠和肛管之间的压力梯度曲线必须是相反的。因此他们提出肛门自制通常依靠肛管外括约肌的反射性收缩来实现。肛管外括约肌对刺激(如腹内压增加,直肠膨胀或肛门扩张)的反应是收缩。通常情况下可以自主收缩40~60秒,这段时间足够允许直肠根据容量调整其扩张程度而使粪便不溢出。如果经阴道分娩时损伤了外括约肌,导致其不能收缩而使直肠来不及调整容量从而发生急迫性大便失禁。损伤逐渐加重通常与阴部神经传导延迟、功能下降有关,这一损伤也可见于剖宫产后。极少情况下括约肌形态完整,但特发性神经源性损伤常使其收缩力下降。

大便失禁是一个复杂的问题,通常是多种病理生理因素造成的,包括括约肌损伤因素和括约肌功能障碍,尚需进一步探讨其他一些不明确因素。对这一疾病神经生理机制认识的日益加深将成为针对难治性大便失禁正确评估和治疗选择的关键。

# 第三节 危险因素

排便控制是一项非常复杂的生理功能,需要中枢神经系统和自主内脏神经系统的协调作用、结构正常的胃肠道以及有张力的括约肌复合体协调合作,但排便机制仍受很多不明因素的影响。部分患者病因很明确,如控便功能正常的高位肛瘘患者,瘘管切除术后出现大便失禁。但多数患者病因不明,如顺利经阴道分娩的患者出现大便失禁,且存在隐性括约肌损伤,这时病因与症状之间的关系就不明确。括约肌器质性损伤引起的大便失禁研究相对容易。排便自制还受肛管随意肌的收缩、排便反射的存在以及正常感觉功能等因素影响。总体而言,最常见的大便失禁多继发于粪便嵌塞的充溢性便污。

危险因素是指一些个体比没有暴露于相同因素的其他个体更易发生某种疾病。由于大便失禁的系统性回顾分析较少,通过其所有可能的危险因素流行病学调查,产科相关症状(女性最常见的病因)在其中的影响日益受到关注。由于缺乏前瞻性资料,其他危险因素通过合适的方法学评估难度较大,大多数证据来源于回顾性研究。许多特异性因素(如糖尿病、多发性硬化、帕金森病等)和非特异性因素(年龄)可能通过日常生活能力等方面来影响排便控制,很难明确危险因素与大便失禁之间的因果关系。不同年龄段经产妇肛门失禁的发病率不同，使两者之间的关系变得更加复杂。流行病学研究报道经产妇发病率约为10％，并随年龄增长而增高，还有10％的患者需要手术治疗。由于大便失禁定义不同（大便失禁的性质和严重程度不同，症状可表现为完全无法控制排便、内衣轻微便污或偶尔不受控制排气等）亦使发病率各异。

## 一、先天性因素

### （一）肛门直肠畸形

肛门直肠畸形在新生儿中发病率为1/5 000～1/3 000，男性常伴有直肠尿道瘘，女性常伴有直肠前庭瘘。畸形程度越复杂，肛提肌和外括约肌发育越差。如果不通过解剖性矫正手术，所有先天性肛门直肠畸形的患儿都会有控便障碍，因为除了横纹肌发育不全外，此类患儿还有肛门直肠感觉异常和肠动力紊乱，从而引起直肠扩张和充溢性便污。因此，30％的低位型畸形患者会发生大便失禁、便秘和气体不能控制，高达85％的高位型畸形患者因失禁导致社交障碍。

### （二）脊柱裂

脊柱裂患者的重要症状之一是大便失禁，在新生存活儿中发病率大约为1/1 000。排便自主控制须有正常直肠感觉功能、蠕动力和足够的肛门直肠括约肌功能。脊髓损伤患者的神经源性缺陷可能影响其中一种或多种因素，导致不同类型的排便障碍，如大便失禁、慢性便秘或两者兼有。外括约肌通常是麻痹的，当内括约肌松弛时就不可避免发生便污，结肠传输缓慢伴直肠顺应性降低形成不同类型的排便障碍。

### （三）单纯骶骨发育不全

单纯骶骨发育不全导致副交感神经分布异常，所有患者出现大便失禁。从生理学角度看，存在直肠感觉减退，尽管肛门静息压正常，但直肠肛门抑制反射异常，抑制持续时间长，肛管收缩压下降等均会造成失禁。

## 二、先天性巨结肠

先天性巨结肠的发病率在新生存活儿中约为1/5 000，50％的患者手术治疗后发生便秘或大便失禁。成年后大部分患者功能有改善。从生理学角度讲，功能紊乱的原因可能是结肠长度变短，残存结肠动力异常同时结肠高幅推进收缩增加，导致粪便迅速到达直肠，直肠压力超过了外括约肌压力，且患者手术后内括约肌可能松弛，以及直肠重建导致直肠感觉功能异常和内括约肌松弛障碍，从而引起持续性便秘。

### 三、儿童功能性大便失禁

功能性粪便潴留是常见的症状,通常发生在排便训练期或学龄期前后。排便程度增加导致患儿强忍大便,经过一段时间后,直肠扩张,其感觉和运动功能异常,从而发生充溢性便污。充溢性便污是可逆的,多数可通过药物和行为治疗成功治愈,但少数患者症状持续到成年,并可能导致巨直肠。

### 四、中枢神经系统

#### (一)脑血管意外

40％的患者脑卒中后可能立即发生大便失禁,存活 3 年的患者中 15％有大便失禁。在卒中早期,失禁易发于女性患者,特别是合并其他疾病如糖尿病和高血压患者。脑出血患者更易发生大便失禁,多为出血范围大,常累及大脑皮质者。脑卒中后尿失禁的病理生理机制主要有 3 个方面:排尿神经通路的损伤,脑卒中相关的认知和语言障碍,伴发神经病变及药物作用。大便失禁发生机制可能与尿失禁类似,便秘伴充溢性便污更常见,特别是脑卒中后患者。

#### (二)帕金森病

帕金森病是中枢神经系统和肠神经系统多巴胺受体缺失,可导致便秘和结肠慢传输。随意肌(包括外括约肌)协调障碍,引起排便反常运动和出口梗阻,因此肛管静息压和收缩压降低,会增加大便失禁的风险。

#### (三)多发性硬化

多发性硬化患者 68％存在结直肠功能障碍,其中 30％至少每周失禁一次,原因为肛管静息压和最大收缩压降低,肛门直肠感觉功能以及直肠顺应性降低伴直肠高敏等。

#### (四)脊髓损伤

脊髓损伤对大便失禁的影响是很复杂的,取决于损伤的节段和脊髓的完整性及距离损伤的时间。虽然大多数患者出现便秘,但 75％的患者同时伴有大便失禁,其中 1/3 的患者每月至少失禁一次。急性期(脊髓休克)脊髓完全横断导致随意收缩和感觉功能永久性丧失,损伤节段以下的反射功能则暂时丧失,表现为损伤节段上行通路易化和下行通路抑制作用的缺失。脊髓休克期在伤后长达 4 周,反射活动开始恢复并且增强,圆锥以上脊髓损伤常有近端结肠传输迟缓(肌肉无力和长期卧床),为了应对直肠感觉功能下降,外括约肌随意控制减弱,相对较低的直肠扩张容量就可使直肠收缩和肛门放松导致失禁。尽管直肠肛门反射可能过度,但直肠感觉或收缩丧失,使得失禁发生时不能快速反应控制肌肉收缩避免失禁。因此,大便失禁可能由于直肠收缩和感觉功能丧失所致。脊髓圆锥或马尾神经损伤对直肠、乙状结肠传输功能的影响比近端结肠的影响大,直肠感觉功能减退伴肛管静息压降低、外括约肌反射性和自主性收缩功能减退而导致大便失禁。

### 五、糖尿病

糖尿病患者常有下消化道症状包括腹泻和大便失禁,但发病机制不明。可能继发于自主神经病变引起的胃肠道感觉、运动功能异常(包括内括约肌功能障碍和直肠感觉功能减退),血糖控制和心理社会因素都会导致排便功能障碍。研究表明周围神经(如自主神经、传出神经和肠神经)病变仍可能是独立的危险因素,阴部神经病变可能存在,表现为外括约肌薄弱,或继发于细菌过度生长(脂肪泻),或小肠动力紊乱使稀便迅速传输到直肠,这些都可能导致失禁发生率升高。

### 六、老龄

普通人群调查大便失禁的流行病学发病率低于实际情况,但是在社区或养老院的老年人却相当常见。在社区 65 岁以上的老人多达 10% 发生大便失禁。在养老院中大约 50% 发生大便失禁。老年人大便失禁大体分为充溢性、存储性和括约肌性失禁 3 类。养老院里的人群大便失禁与多因素相关,如尿失禁、日常自理能力受限、鼻胃管营养、身体活动受限、腹泻、视力差和便秘/粪便嵌塞。小肠和结肠的肠神经系统功能随年龄而改变,那么控便机制的退行性改变就不足为奇了。有研究显示老年人比年轻人肛管压力低,更重要的是老年人只需要较低的直肠容量就会引起直肠扩张,肛门括约肌放松,其排便感觉阈值和最大耐受量均降低,这些差异使老年人更易发生大便失禁。内括约肌功能障碍可能与特殊年龄患者内括约肌增厚和硬化有关,或与自主神经功能随年龄退化相关。

### 七、肠功能紊乱

即使是肛门括约肌功能正常者,发生急性腹泻时也会出现暂时性失禁,如果括约肌受到其他因素损伤,则更易发生失禁。这种情况可能由于肠道炎症、高分泌状态、吸收障碍、肠黏膜高度敏感和肠管收缩增加引起,导致稀便快速传输到可能易激惹的直肠,从而影响胃肠道功能。慢性肠功能紊乱会影响排便控制功能而影响生活质量。

肠易激综合征患者排便急迫和偶尔大便失禁的症状发生频率较高,其产生的根源可能是产生于脑-肠轴不同位点的内脏高度敏感性和动力紊乱,亦受其他因素的影响(如心理因素)。消化道动力异常是肠易激综合征主要的病理生理因素,但胃肠道不同部位多种动力异常的类型尚不清楚。更频繁的高幅推进式收缩可引起结肠传输加速和排便频率的增加,更多稀便快速到达直肠,同时伴随直肠感觉敏感和直肠内压力增加,这可能导致括约肌超负荷而发生失禁。

### 八、炎症性肠病

急性溃疡性结肠炎患者最主要的症状有排便频率增加(＞80％)、急迫感(＞80％)、排便不尽感(75％)和里急后重(63％),常见于溃疡活动期,这些症状与近端结肠有无病变无关,与炎症期易激惹的远端结肠和直肠相关。与正常人比较,溃疡性结肠炎患者采用球囊扩张测得直肠感觉阈值降低,这种差异在疾病活动期比静止期更大。Rao 等证实了这些发现,同时证明疾病活动期直肠顺应性低和直肠低容量导致内括约肌松弛。一项对克罗恩病研究发现直肠的功能状态在发病机制中并不重要。而小肠病变伴快速的直肠充盈更重要。有研究证实中度活动的溃疡性结肠炎与肠易激综合征患者和健康对照组比较,其高幅推进性收缩波(HAPCs)频率增加,低幅推进性收缩波减少。这些亢进的推进活动(包括正常节段性收缩的延迟)是肠道分泌增加和黏膜炎症引起的。

### 九、妇科手术

女性通常因某些妇科手术,特别是子宫切除术后出现大便失禁症状。子宫切除术后引起肠功能障碍的因素包括:①贴近盆腔手术时可能损伤膀胱、宫颈和阴道的交感和副交感神经,离断时损伤后肠的自主神经支配。如果保留主韧带且保留阴道断端,可能降低风险。②子宫切除术后解剖和功能性盆底支持组织缺失可能导致穹隆脱垂、肠疝、直肠前突和会阴下降。③卵巢功能丧失导致血清雌激素水平降低,子宫也是前列腺素的潜在来源,其中前列腺素Ⅱ有刺激结肠运动作用。④此外复杂的心理影响也可能导致大便失禁。

### 十、直肠切除

直肠切除导致直肠储存功能丧失,切除平面越低,直肠储存功能损伤越大。直肠储存功能是正常肛门自制的一部分,且切除可能会伴有隐匿性(医源性)括约肌损伤。低位结肠肛管吻合的患者可以做一较短的结肠储袋,或者结肠成形术或端侧吻合,以此重建直肠储存功能。术后最初的 2 年,患者直肠储存功能较传统手术有改善,如排便急迫感、便次增多和失禁,其病因可能是直肠切除对肠动力的影响。

### 十一、盆底放射治疗

前列腺、子宫、膀胱和直肠肛门恶性肿瘤盆底放射治疗后可发生大便失禁。迟发大便失禁发生率为 3%～53%。引起大便失禁的直肠因素可能是直肠僵硬、直肠顺应性下降以及黏膜易激惹(直肠炎)。放射治疗也可造成肛管静息压和收缩压降低、括约肌瘢痕化和阴部神经末梢运动潜伏期延长而导致大便失禁。

### 十二、产伤

女性发生获得性大便失禁最主要的危险因素是产伤。产后大便失禁症状大多数仅是排便急迫或轻微失禁(如排气难控制或便污),大概 1.5%～3% 的女性会发生严重或真正意义上的大便失禁。有研究报道严重失禁的发病率高达 10%,但未描述患者分娩前的控便状态,似乎发病率被高估。假如将社区内严重大便失禁发病率作为整体发病率,报道为 2%～4.3%,表明大多数女性的产伤确实是失禁的主要因素。其他重要危险因素如产妇高龄、多胎、器械助产,特别是产钳助产、第二产程延长。

Ⅲ度会阴撕裂伤涉及肛门括约肌的撕裂伤。经阴道分娩Ⅲ度会阴撕裂伤的发生率为 0.6%～5.9%。通过腔内超声发现约有 30% 的女性发生隐匿性括约肌损伤,在其他危险因素的共同影响下,患者年老后就可能发生大便失禁。

研究发现分娩后期选择剖宫产不能避免神经损伤。Nelson 等进行文献回顾,其中包含 15 个研究,涵盖 3 010 例剖宫产和 11 440 例经阴道分娩,两种不同的分娩方式在粪便或气体失禁发病率没有差异,结论是剖宫产不能避免大便失禁。这些研究提示可能是怀孕本身,或与结缔组织的性质相关,或是遗传易感性导致盆底疾病的发生。产伤后失禁多数患者主要是肛门括约肌功能障碍。超声检查是评估括约肌损伤的最好方法,胚胎学研究显示 35% 的初产妇和 4% 的经产妇由于阴道分娩而导致括约肌缺损,表明括约肌缺损和症状之间有密切联系。产后出现大便失禁的妇女,括约肌缺损的可能性是 80%。外括约肌是阴道分娩中最容易受伤的结构,当然也可能因会阴撕裂伤的延及(会阴撕裂或会阴切开延及)。超声证实有括约肌损伤的女性,大约 90% 涉及外括约肌,或单独损伤,或与内括约肌撕裂同时存在。单纯内括约肌损伤相当少见。大多数研究中其所占比例不到 10%。在没有明显撕裂时(如会阴完整),这种内括约肌单纯性缺陷可能是由于分娩过程中剪切力导致。

除括约肌损伤外,阴部神经的分支(包含运动和感觉纤维)在分娩过程中易受牵拉或挤压损伤。神经从阴部管中发出,沿骨盆侧壁走行并相对固定,因此在盆底下降和胎头向骨盆出口推进时可能发生神经牵拉性损伤。多产、器械辅助分娩(特别是产钳),第二产程延长,肛门括约肌撕裂和超重儿都是明确的危险因素。前瞻性研究显示:首次阴道分娩损伤括约肌和神经,以后多次分娩而加重阴部神经的损伤。通过比较急诊剖宫产和择期剖宫产患者的阴部神经功能发现:于产程开始后剖宫产(特别是产程后期)不能防止阴部神经损伤,特别是左侧支的损伤。有研究提及阴部神经病变与分娩后大便失禁症状有关。神经末梢运动潜伏期延长是阴部神经病变的表现,这一结论已经得到16%～30%的初产妇分娩后6周的随访证实。尽管该潜伏期可能随着时间推移而恢复(提示神经可能从最初损伤中恢复),但多产、慢性排便努挣和神经退化可能加重症状,甚至变成引起症状的独立危险因素。因此,阴部神经病变是经产妇产后出现大便失禁多种病因中的一种。

### 十三、肛管手术

除了产伤,肛管手术是获得性大便失禁最常见的病因,特别是男性。一项154例大便失禁的男性患者回顾性研究显示患者既往肛管手术史占50%。这些手术主要损伤内括约肌(而非外括约肌),如内括约肌侧方切开术或痔切除术。男性和女性肛门手术后的相对发生率类似,痔手术最常见,其次是肛瘘手术和肛裂的括约肌切开术。

#### (一)肛管内括约肌侧方切开术

1969年就有报道侧方内括约肌切开术,内括约肌在尾侧部分被"可控性"切开,通常靠近齿线。括约肌侧方切开术仍然是药物治疗无效的慢性肛裂可选择的外科治疗方法。该手术是影响肛门自制功能的危险因素。研究表明23%～45%的患者术后有不同程度的大便失禁。在Khubchandani等的研究中,829例术后气体失禁、便污和成形粪便失禁的发生率分别是35%、22%、5%。另有一报道提出"定位内括约肌切断术"的概念,即通过选择括约肌切开的高度以保护更多的内括约肌,术后大便失禁发病率非常低(仅1.4%排气失控)。远期随访研究发现大多数患者出现的控便问题是短暂的。也有一些报道称在随访的4.3～5.6年内为术后任何形式的失禁发生率在8%～18%;在长期随访中成形粪便失禁的发病率可能较低(0%～3%),气体失禁可高达30%。

### (二)扩肛

扩肛已经成为与肛管高张力有关的慢性肛裂及痔首要的治疗方法,通常认为暴力扩肛会使括约肌松弛而增加肛门部血流。尽管报道称其疼痛缓解率为55%～80%,但扩肛常损伤排便自制功能。一项前瞻性研究报道,扩肛后发生早期轻度失禁(便污和漏气)率为13%～27%。有研究对39例接受扩肛和痔切除术的患者及44例单纯扩肛术的患者进行随诊,平均随访时间17年,发现远期大便失禁发生率为52%。与扩肛后原发性被动性大便失禁一致,测压显示肛管内括约肌功能损伤,有症状的患者常有肛管内括约肌断裂或呈碎片。另一项研究进行超声检查表明,12例扩肛后大便失禁患者11便中有内括约肌缺陷,11例中10例有括约肌广泛断裂。Lindsey证实27例扩肛术后发生大便失禁的患者,100%有内括约肌损伤,10例平滑肌环变薄,12例发生断裂,5例呈碎片。

### (三)肛瘘手术

肛瘘主要的治疗方式是手术治疗。尽管保留括约肌的手术倍受推崇,但是在许多病例手术切开括约肌是不可避免的,因此有带来医源性大便失禁的风险;实际上复杂性肛瘘术后大便失禁是不可避免的。切开术是肛瘘的经典手术方式,打开瘘管,切断包绕瘘管的肌肉纤维;也可选择性切除瘘管;或使用挂线法,通常作为分段瘘管切除术的一部分,可以长期引流松挂线或作为缓慢切割的紧挂线,缓慢切开包绕肌肉。无论是切开术还是切开挂线术,术后控便功能损伤发生率高达54%。当然瘘管越高,瘘管切开术后功能损伤的可能性越大。但是即使对控便功能影响最小的手术(低位肛瘘),患者在其他危险因素如女性既往产伤的作用下仍然可能发生大便失禁。更重要的是术后大便失禁比瘘管复发更普遍,患者对手术的不满更多是由于控便功能障碍。

### (四)痔切除术

根据肛门自制的机制,仅靠括约肌无法完全关闭肛管,大约15%的基础肛管静息压是由肛垫血管扩张产生的。此外,肛管黏膜皱褶也提供"密封圈"样作用。这些结构的重要性在脱垂性痔患者中得到证实,皮肤黏膜连接部提供屏障功能可防止气体和液体粪便的漏出,脱垂性痔患者这一结构可能移位到肛缘外。这些患者便污并不罕见,但通过痔切除术可以治愈。相反对于有痔病症状但控便功能正常的患者,手术可能带来大便失禁的风险。

痔切除术后主诉大便失禁的患者行腔内超声检查发现有内括约肌损伤。有研究报道,10例中5例有单纯内括约肌损伤,2例有内外括约肌复合损伤,1例有单纯外括约肌损伤,2 例患者超声检查正常。同样,Lindsey 等报道,29 例 Milligan-Morgan 痔切除术后失禁的患者中 26 例有内括约肌损伤,12 例有内括约肌薄弱,14 例有切除部位基底部括约肌断裂,此外 24% 的患者有邻近括约肌损伤。以上结果提示缺少血管内黏膜衬垫可能发生大便失禁。

### 十四、直肠排空障碍

粪便嵌塞是大便失禁重要的危险因素,主要影响老年人,特别是养老院中的老人,但也会影响儿童。大约 50% 居住在养老院的老年人发生大便失禁或直肠内粪便长期潴留,这可能继发于排便不尽,但也可能继发于其他因素,如活动减少、饮食不当、缺水、抑郁、痴呆、代谢障碍(甲状腺功能减退)和使用导致便秘的药物(如麻醉药、抗精神类药物和抗抑郁药),从而可能导致粪便嵌塞和充溢性便污。这时使用缓泻剂可能加重症状,因为缓泻剂引起液体粪便自固体粪便周围漏出;且粪块梗阻会刺激分泌大量黏液,进一步加重便污。这种充溢性便污是直肠肛门感觉功能下降和肛管压力下降综合作用的结果,可能是源于肛管内括约肌持续性反向抑制,使得液体粪便从肛管流出。直肠感觉功能下降和直肠顺应性增加也可能产生排便次数减少和便意缺失(排便动机),从而粪便潴留。

儿童便秘影响大约 9% 的 18 岁以下儿童。确定没有肛门直肠发育畸形、存在功能性粪潴留的儿童可能由于排便时的疼痛或其他原因而害怕排便,导致粪便嵌塞和便污,或充溢性便污。治疗中需要去除粪便嵌塞,通过教育消除恐惧,增加自信,再结合排便训练。"再次训练"失败的儿童可能导致渐近性直肠扩张(巨直肠),引起慢性嵌塞,一部分患者症状可能延续到成年。

被动性失禁(充溢性)或便后漏粪的可能原因是排便不尽,继发于"机械性"因素(如解剖因素、直肠前突、肠套叠、巨结肠等)或"功能性"因素(如盆底肌协同失调,排便动力减弱,盆底肌不放松)。因此,利用球囊逼出试验、钡灌肠或磁共振排粪造影来进一步了解正常的排便过程是临床治疗大便失禁的重要辅助检查。成人便污的病因可能与直肠感觉损伤(如直肠低敏),或顺应性增加(如直肠低张力,见于巨直肠)有关。在括约肌失代偿期,便意缺失可引起粪便嵌塞和充溢性便污。正常人直肠扩张引起外括约肌自主收缩反应,因此阻止了内括约肌反射性松弛引起的失禁,这主要依赖于对直肠扩张的感知。但直肠扩张感觉功能减弱会引起粪便进入直肠而无主观感觉,因此内括约肌反射性松弛而外括约肌不能自主收缩,这使肛管压力下降,粪便进入肛管,可能发生被动性失禁,直肠低敏可能加重排便时肌肉运动不协调,使得粪便在直肠内潴留时间更长。此外,直肠扩张的感觉功能受损可导致粪便从进入直肠到要排便的"预警"时间缩短。这种对大量粪便进入直肠或粪便进入肛管上部的感觉延迟可引起一些直肠低敏患者迅速出现明显的急便感。

### 十五、直肠脱垂

大约 2/3 直肠脱垂和 30%～40% 有症状的直肠内套叠患者发生大便失禁。失禁的病理生理学机制尚不清楚。直肠脱垂可导致反复的肛门括约肌机械性扩张,内括约肌功能障碍使肛管压力下降。通常腔内超声显示内括约肌增厚,扭曲甚至断裂。直肠固定术后内括约肌增厚改善提示部分功能是可逆的,这与外科纠正脱垂/内套叠,减少肛管内括约肌的损伤而改善控便,但多年排便努挣可能导致会阴下降,还可能进一步牵拉和损伤阴部神经,从而增加大便失禁的发生机会。直肠脱垂、阴部神经病变和继发性大便失禁之间的关系仍不清楚。直肠脱垂还可能引起直肠肛门抑制活动减弱、直肠容积和顺应性下降,直肠感觉运动功能改变,肛门直肠压力梯度逆转,直肠、乙状结肠传输时间缩短。因此,当较大体积的粪便到达时,直肠控制机制受到抑制而引起大便失禁。

# 第四节　诊　　断

初诊时需要详细询问病史,通过一系列的病史询问,可以推断出大便失禁的病因,包括既往有无合并疾病、手术、脊髓损伤、性虐待和放疗等。除了生理学和放射学检查,大便失禁的诊断还需要准确的临床评估。通过临床评估流程,评估大便失禁的整体状况:患者是否真的失禁,失禁的病因、特点和严重程度。

首先要确定患者是否存在失禁。很多患者不愿承认有大便失禁的症状。一方面,能控制排便是起码的社会尊严;另一方面,当患者意识到自己有此身体缺陷时,他们会感到苦恼沮丧。为避免使用"大便失禁"这一词语,患者常表达为"腹泻、大便急迫"等。所以第一步是取得患者的信任,仔细询问大便失禁的表现。此外需鉴别大便失禁的类型(被动性失禁、急迫性失禁或便污),并根据排便日记对症状严重程度进行分级。结合生理和影像学检查判断其病理生理机制以选择最佳治疗方案。还需区分大便失禁与卫生差或痔脱垂引起的便污。

一旦大便失禁的诊断成立,下一步就要评估失禁的特点:被动性失禁还是张力性失禁。被动性大便失禁指患者对气体或大便泄漏无意识；而张力性大便失禁指即使试图去控制，也无法阻止气体或大便泄漏；同样须确定失禁的类型（气体、液体、固体粪便）及发生的频率。

## 一、体格检查

评估从全身检查开始，观察患者是否存在引起大便失禁的潜在系统性疾病，需包括神经系统方面的检查。患者常取左卧位进行肛门直肠检查，这个姿势也有利于观察会阴。检查之前有必要观察患者内裤是否有便污、是否用衬垫。肛门直肠检查包括视触诊、指诊及直肠镜检查。

### （一）视诊

严重的大便失禁，尤其是水便，常会引起肛周皮肤侵蚀、发红、糜烂，也可表现为链球菌和真菌感染征象，需行细菌学检查。会阴部视诊可帮助鉴别瘢痕是源于陈旧性外伤、会阴切开还是肛门手术，这些都可能是失禁原因。还需鉴别有便污的肛瘘外口或炎症区域，多个外口应考虑炎症性肠病。

分开臀部检查肛门能观察肛门是完全紧闭还是松弛。如肛门松弛，可能出现肛管静息压较低，常提示括约肌断裂、隐性直肠脱垂或神经病变。肛门畸形如钥匙孔样缺损，常由后侧括约肌切开术或瘘管切开术后引起，导致肛门不能正常关闭，引起粪便和黏液漏出。嘱患者做收缩肛门动作，检查肛门关闭是否对称和关闭完全的程度。括约肌环不对称性断裂会引起括约肌单侧缺损和不同区域双侧缺陷。

肛门和会阴部的评估也需要 Valsalva 动作（用力屏气做排便动作）。做 Valsalva 动作后可区别直肠脱垂与黏膜脱垂，前者伴向心性放射状褶皱，可有少量黏液漏出，但很少引起严重的大便失禁。同时也可观察是否存在Ⅲ度和Ⅳ度内痔及会阴下降，当会阴下降至坐骨结节水平下时表明盆底薄弱，常见于神经源性大便失禁患者，患者努挣时甚至可以看到气体或粪便泄漏。为了更清晰地观察，可能让患者坐在一个特殊装置上模拟排便，在其下方放置一面镜子，这样能够有更佳的观察视野，减少患者的不适。

在检查女性患者时，必须同时检查阴道。阴道内有粪便提示可能存在产伤引起的肛门阴道瘘或直肠阴道瘘。当发现有比较严重的直肠前突时，就要观察努挣时阴道后壁是否到达阴道口。

### （二）触诊

触诊可评估肛周区域敏感性和肛周皮肤反射。肛周感觉减退表明退行性病变,也可能由手术引起。轻刮肛周皮肤引起肛门反射(或肛门收缩反射)。如果存在此反射,给予刺激后可观察到括约肌的收缩。脊髓反射的传入和传出通路为阴部神经,反射消失提示阴部神经损伤。

最为常用的是肛门直肠指诊。当指诊肛管长度和周围组织时若发现有缺损,提示括约肌损伤。当然,无缺损不能排除括约肌损伤。指诊可以评估静息和收缩状态下括约肌的张力,阳性结果为静息或收缩状态下括约肌张力较低。通过指诊观察括约肌张力只是检查的第一步,外科医师的经验、检查者的指诊技术、患者的体位和合作程度以及合并其他疾病均对肛门直肠指诊检查结果产生影响。例如,神经源性疾病,甚至在脊髓或马尾神经损伤后,都可以表现出正常的括约肌张力;但在放射状牵拉肛门边缘或分开臀部时可以发现肛门张开无法正常关闭,而正常人无此现象。因此括约肌张力的评估还有赖肛管直肠压力测定。指诊也能评估肛管长度、耻骨直肠环的完整性或肛直角。要求患者做肛门收缩动作以评估盆会阴功能。

绝大多数情况下,肛管内应无粪便。老年人或巨直肠患者指诊常发现有粪块提示存在充溢性大便失禁的可能。老年人大便失禁的最主要原因是粪便嵌塞。然而30%以上的老年患者通过影像检查发现大量粪便滞留在直肠上段和乙状结肠,粪便无法抵达直肠下段,因此指诊就不易发现这一异常。

女性患者直肠阴道隔的双合诊可以帮助评估会阴体的和完整性,会阴体薄弱常与产伤有关。双合诊时行模拟用力排便的 Valsalva 动作就可以发现直肠内套叠、直肠前突、膀胱膨出和肠疝。

## 二、内镜检查

内镜检查可评估直肠腔内、肠黏膜及远端结肠的病变,排除其他疾病如直肠炎、肿瘤、良性分泌肿瘤(如绒毛状腺瘤)、孤立性直肠溃疡或炎性肠病。如果大便失禁伴有腹泻通常需要做全结肠检查。

## 三、粪便和血液学检查

粪便检查包括有无感染、粪便体积、渗透压和电解质,主要用于伴有顽固性腹泻的患者。同样血液学检查主要用于甲状腺疾病、糖尿病和其他代谢性疾病的检查。呼氢试验通常用于排除乳糖或果糖不耐受或细菌过度繁殖。

## 四、特殊检查

一些特殊检查可用以发现大便失禁发生的潜在机制,包括肛管直肠测压和感觉测试、球囊逼出试验、阴部神经运动潜伏期、阴部神经运动潜伏期、盐水灌注试验等。

### (一)肛管直肠测压和感觉测试

肛管直肠测压和感觉测试是评估肛管内外括约肌功能和直肠感觉异常的首选检查方法。该方法不仅能够客观评估括约肌功能,还能评估直肠感觉、直肠肛门抑制反射和直肠顺应性。临床常采用多导管水灌注间接测压装置,也用包含有微传感器的固态测压仪。肛管静息压主要代表内括约肌功能,收缩压主要代表外括约肌功能。大便失禁患者的静息压和收缩压都低。持续收缩压主要用于检测括约肌的耐疲劳程度,腹内压突然升高(如咳嗽)时评估外括约肌反射性收缩的能力,这种反射可使肛管括约肌压力迅速上升,超过直肠压力,从而维持肛门自制。直肠肛门收缩反射可能由盆底感受器触发,通过脊髓反射弧介导。锥体束以上脊髓损伤的患者反射是存在的,但不存在自主收缩;而马尾或骶丛受损时,反射和自主收缩均不存在。

### (二)直肠敏感性

大便失禁患者常见直肠感觉功能减退,主要见于糖尿病和多发性硬化症患者,也可见于特发性大便失禁患者。常用置于直肠内的球囊充气或注水来评估直肠感觉功能和直肠顺应性。通过扩张球囊的容积测定初始感觉(排便初始感觉阈值)、排便感觉或急迫感(排便感觉阈值)和疼痛感(最大耐受量)。感觉阈值高提示直肠感觉功能受损或直肠低敏。同样球囊体积可用于评估直肠肛门抑制反射,失禁患者用较小容积的球囊就可引出该反射。直肠顺应性是通过充气或注水,球囊体积改变时直肠压力的变化来计算。直肠顺应性降低可见于直肠炎、低位脊髓损伤和伴失禁的糖尿病患者,而顺应性升高可见于高位脊髓损伤患者。总之,肛管直肠测压可提供肛门直肠功能状态的信息,大便失禁患者进行该项检查,可以判断括约肌的功能并帮助实施和评估生物反馈训练。肛门直肠测压也可作为药物治疗、生物反馈治疗及手术疗效评价的客观指标。

### (三)球囊逼出试验

用于初步辨别排便功能障碍的原因。大部分正常人可以在一分钟内排出含有 50 mL 水的球囊或硅填充的模拟粪便。通常大部分失禁患者可不伴或伴有轻度排便困难,但继发粪便嵌塞的溢粪患者或老年失禁患者常可伴发排便障碍。这些患者进行球囊逼出试验可帮助鉴别是否存在盆底协调障碍,以利于治疗方案的选择。

### (四)阴部神经运动潜伏期

阴部神经运动潜伏期延长被认为是阴部神经损伤的标志。该检查可确定肛管括约肌功能减退的原因是阴部神经受损、括约肌受损还是两者兼有。肛管括约肌修复术前评估阴部神经运动潜伏期,可预测手术效果。该测定主要测量阴部神经末梢和肛管括约肌间神经肌肉的完整性。阴部神经损伤可导致肛管括约肌失神经化和肌无力,可以帮助辨别括约肌功能减弱是源于肌肉受损还是神经受损。

剖宫产与自然分娩妇女相比,妇女在阴道分娩时,如第二产程延长或使用产钳助产会导致阴部神经运动潜伏期延长。产伤后大便失禁的妇女可见到阴部神经受损和肛管括约肌损伤。阴部神经运动潜伏期正常不能排除神经病变,该检测的预测价值取决于损伤的程度、患者的年龄和其他合并疾病。一些新的检查如运动诱发电位是否可以更客观地评估肛门直肠的神经支配还有待进一步研究。

### (五)盐水灌注试验

盐水灌注试验是评估大便失禁的一个简单方法,尤其是评估术后和生物反馈治疗后症状的改善,这个检查是在模拟腹泻的状态下评估肛门功能。患者躺在床上,用一个直径为 2 mm 管插入直肠约 10 cm,固定管子后将患者移至坐便器上,管子与一个输液泵相连,1 500 mL 或 800 mL 的温盐水(37 ℃),以每分钟 60 mL 的速度持续滴入,让患者尽量憋住液体,记录最后输注盐水的总量。正常人可以保留大部分的盐水不漏出,但大便失禁或直肠顺应性差的患者(如溃疡性结肠炎)只能耐受较小容积。

## 五、影像学检查

大便失禁表现为患者不能精细控制肛管括约肌,且严重影响患者的生活质量,已成为社会问题,但仅有 1/3 的患者寻求治疗。最佳的治疗取决于正确的评估,尤其对括约肌复合体进行精确的影像学检查。包括排粪造影、腔内超声和磁共振。传统的排粪造影对于直肠黏膜内套叠和直肠前突的精确诊断很重要。腔内超声由于其无创性已经逐步取代肌电图。磁共振技术尤其是腔内线圈的使用,可以精确显示括约肌复合体的解剖。影像学检查可以很好地评估潜在的括约肌损伤以指导手术。

### (一)腔内超声

腔内超声的适应证是肌肉损伤和萎缩、肛瘘和肛周脓肿、直肠肛管癌的分期和随访。腔内超声也可预测肛门失禁,如阴道分娩后立即进行腔内超声检查可以诊断出肉眼未发现的损伤,这些损伤可能与若干年后发生的大便失禁有关。对于大便失禁患者,腔内超声的重点在于发现括约肌损伤,对于有症状的患者,括约肌损伤范围超过 25% 是行括约肌修复术的指征。腔内超声同样可以发现外括约肌的萎缩,而磁共振检查对于括约肌萎缩的诊断更有优势。

腔内超声检查目前仍然是描述耻骨直肠肌和肛管括约肌复合体结构的金标准。可观察到包括括约肌损伤、瘢痕、厚度、病因及其他局部病变。可以发现损伤部位(内括约肌/外括约肌/耻骨直肠肌)、损伤纵轴面的和环形面(角度),同时还需要区分损伤性质。腔内超声对括约肌损伤的诊断性较高,特异性和敏感性几乎达到 100%。腔内超声对括约肌损伤和括约肌厚度检测的重复性较好,尤其对于内括约肌。

括约肌损伤的程度与大便失禁及修复术后疗效相关,如果伴随神经病变可能使情况更为复杂。女性由于产伤造成失禁时表现为肛管压力降低,如有明显的括约肌损伤则需行修复术。如果没有括约肌损伤而出现失禁,那么阴部神经病变可能是原因之一。当然需要排除慢性腹泻或直肠顺应性低的情况。如果存在小的括约肌损伤而肛管压力未降低则很难辨别病因。一般来说如果损伤小于 90 度,则可能影响手术成功率,因为压力低和萎缩表明伴随严重的神经病变。

大部肛管内括约肌的损伤是由于医源性和产伤所致,通常合并外括约肌损伤,从而导致失禁,小的损伤如痔切除或黏膜脱垂切除术可能导致轻度失禁或便污。人工扩肛或侧方内括约肌切开术常被认为是肛门失禁的重要原因,比例分别为 27% 和 50%,肛瘘手术导致大便失禁的发生率可高达 60%,但并不是所有的括约肌损伤都会导致肛门失禁或便污。肛管内括约肌损伤很容易鉴别,表现为低回声环的高回声带。断裂的类型与手术或损伤的方式有关。人工扩肛可导致多处断裂或内括约肌广泛变薄。侧方内括约肌切开术后患者会有一个单独的肛内侧方损伤,同时由于断端回缩而变厚。痔手术可看到损伤,肛瘘术后可在瘘管处看到内外括约肌联合损伤。有研究报道了少见的大便失禁原因,如原发性内括约肌退化所致的被动性失禁,多系统结缔组织病和多发性硬化症的内括约肌硬化,这些患者的内括约肌可以广泛变薄(<2 mm)。

大便失禁最常见的原因是产伤所致的肛管外括约肌损伤,其典型表现为完整的肌环前侧断裂,为高回声带的低回声区,这是由于肛管外括约肌被肉芽组织和纤维化代替。从阴道内超声显示阴道和肌肉损伤的关系更为清晰,前侧的括约肌损伤(异常混合回声到低回声)需要和肛管上段与耻骨直肠肌间形成的自然缺陷相鉴别。手术造成的损伤一般在手术区域。初次阴道分娩后腔内超声的隐性括约肌损伤广泛存在,初产妇括约肌撕裂的风险是25%,再次分娩失禁的风险是4%。助产(产钳多于胎头吸引)、第二产程延长和高体重儿增加括约肌损伤的风险,产妇大便失禁的发生率为25%。采用超声诊断外括约肌的萎缩也是可行的,但技术需要进一步研究。

耻骨直肠肌与外括约肌相邻,也可产生损伤或萎缩。耻骨直肠肌的损伤少见,多与肛门直肠损伤有关。高位肛瘘有时也可看到耻骨直肠肌的损伤,大便失禁患者肛门收缩时耻骨直肠肌明显变短。

腔内超声对于内外括约肌损伤的诊断非常有用,结合括约肌损伤范围及其他肛管功能检查的结果(肛管压力低,直肠顺应性正常),排除慢性腹泻即可行括约肌修复术。腔内超声重复性好,和手术发现吻合,与磁共振相比,其对内括约肌损伤更有优势,对外括约肌损伤的鉴别两者相当。三维腔内超声对解剖结构的了解更为深入,其图像更清晰,可以更好地显示损伤情况。

### (二)磁共振成像(MRI)

腔内MRI可以多层成像,软组织对比度高,特别是对于肛管外括约肌的成像。大便失禁最佳的MRI扫描方案还有待进一步优化。通常采用$T_2$加权快速自旋回波序列(TSE)和3D梯度回波序列,层厚2~4 mm,在轴向、冠状和矢状位采集图像,冠状和矢状层需要垂直于肛内线圈的纵轴方向。$T_2$加权像时外括约肌和纵行肌肉变成低信号,而内括约肌显示相对高信号。皮下组织的信号值在内外括约肌之间。外括约肌的侧缘与腔内超声图片相比更为清晰。近期采用相控阵线圈的高分辨率MRI肛门括约肌复合体图像进行分析,但价值需进一步研究。对于内括约肌损伤,磁共振和腔内超声检查作用相当,而对于外括约肌损伤,MRI可以很好区分肌肉、瘢痕和脂肪组织,且可以精确诊断局部变薄和复合损伤的范围和层次。MRI诊断外括约肌萎缩的敏感性为89%,特异性为94%。同时存在外括约肌萎缩和括约肌损伤的患者手术修复疗效较差,可能是由于萎缩肌肉功能不足所致。外括约肌萎缩表现为肌肉体积缩小,呈斑片状影。如影响内括约肌则成为特发性内括约肌萎缩。一般内括约肌随年龄增加而增厚,但特发性内括约肌萎缩患者肌肉进行性变薄,用腔内超声评估更好。一般来说被动性大便失禁患者内括约肌完整但变薄,需考虑特发性萎缩。近年来动态磁共振排粪造影用于临床诊断,其优势是可以动态分析盆底器官和软组织,创伤小,无辐射;但患者取仰卧位可能会低估直肠的异常。目前的研究主要集中于盆腔,其有效性和精确性及诊断技术的优化还有待进一步研究。

### (三)排粪造影

排粪造影可记录直肠排空的过程,显示直肠前突的大小、直肠排空情况及合并肠疝的情况。直肠内注入 300 mL 稠厚钡剂(接近粪便质地),患者坐于一个可透 X 线、装有遥控踏板的坐便器上,在直肠排空过程中动态观察直肠和肛管的侧位像,获取静息、自主收缩、用力排便和排空后影像,如需要观察是否有小肠疝,检查前30分钟口服钡剂使小肠显影。大部分失禁患者可伴有出口梗阻症状,对于这类患者,排粪造影显示直肠前突、盆底痉挛和直肠内套叠(常导致直肠脱垂)。套叠常从直肠内 6~8 cm 的皱褶开始,前壁多见,逐渐成环行套叠,患者如持续用力挣便,套叠下降至肛管,脱出肛门,形成完全直肠脱垂。用力挣便是排粪造影显示直肠前壁外翻最好的方式,当阴道壁上部与毗邻的直肠间隙超过 2 cm 以上需考虑存在肠疝。

# 第五节 治 疗

大便失禁治疗中明确不同治疗方法的患者纳入标准至关重要。目前认为不同治疗的持续调节对有效维持排便自制功能是必需的。但用以测量或分析与排便自制功能的设备大多高端,尚未作为标准化的方法,同样诊断也存在争议。选择治疗时必须考虑更多因素,如患者的背景,其对大便失禁的感受及医师对特殊治疗选择的态度。通常患者对大便失禁的症状感到很沮丧,认为是不可避免和难以医治的;有时患者有非常积极地寻找显著提高其生活质量的治疗方法,但又希望避免痛苦或避免尝试非常复杂的方法;有时面对严重症状又不愿接受医师建议的任何形式的治疗方法。

在确定治疗方案时是需要从患者的角度考虑,同时在决定一线治疗方法时需要考虑疗效。如在没有明显改善的情况下,仍让一个全身情况很差的患者处于较长的康复期,会增加患者对治疗的怀疑而拒绝其他治疗方法。选择复杂疗法作为一线治疗必须遵守严格的标准,如股薄肌成形术或人工括约肌,要避免使患者过度治疗。最后在没有准确诊断和合理治疗的情况下,就给大便失禁患者造口也是不合理和不负责任的做法。当然影响患者治疗选择的关键是不同治疗方法的疗效评估。这些评估需帮助特殊患者选择合适的治疗方法,同时提供疗效评估。

### 一、一般治疗

包括饮食、药物、心理支持、康复和生物反馈治疗等。对于可以选择非手术治疗或不具备手术治疗适应证的患者通常选择这些方法。包括不能满足麻醉和/或手术条件的高龄患者;精神异常或抑郁患者;有不可控制症状的特殊肠道疾病(炎症性肠病、肠易激综合征);伴有危及生命的疾病(进行性疾病、慢性疾病、无法根治的肿瘤)。

指导患者在排便时避免过度用力挣便以降低阴部神经的损伤。注意肛周卫生、在肛周使用温和的肥皂以避免肛周刺激和瘙痒。对于一些患者可选择使用吸收剂、尿布和肛塞。指导患者必须减少或避免引起稀粪以及增加肠蠕动或产气食物(如牛奶和乳制品。过量的豆类和蔬菜、巧克力、番茄、咖啡、梅干、葡萄和无花果)。充分了解慢性腹泻情况,在适当时给以药物治疗。对于慢性肠道疾病的患者需给予特殊的药物治疗。同时充分了解溢粪的病理生理机制以便于判定是采用手术还是非手术治疗;如果只是轻度、偶有溢粪,且没有显著的生理功能障碍或括约肌缺损,可使用灌肠或肛门塞的方法作为保守治疗。

大便失禁患者存在不同程度的心理障碍,严重影响患者的生活质量,经过严格的心理和生活质量评估后,可以制订一个具体的治疗方案。这不仅取决于患者的心理状态,也取决于每个特殊病例参与治疗的能力。对于某些患者,尤其是严重抑郁(或焦虑障碍)的患者,需要正规的精神科治疗。心理治疗可以采取多种形式,从支持性的咨询到认知行为治疗(CBT)或深层次精神分析的心理治疗方法。治疗设置可以是个体治疗或小组治疗,对大便失禁的女性进行短程小组心理治疗的主要内容与小组心理教育的主要内容相似。适合男性大便失禁小组心理治疗的主要内容:症状确认、了解排便和生理症状、就诊经历、主诉、失落感、性功能障碍或潜在的功能障碍、就业。适合女性大便失禁小组心理教育主要内容:了解排便症状、寻求帮助和治疗、使用卫生间的程度、潜在的功能障碍、心理方面。一般治疗的具体内容大致如下。

#### (一)药物治疗

有多种药物用于治疗大便失禁。但随机对照研究较少,荟萃(meta)分析表明很少有证据能评价药物治疗大便失禁的效果。临床治疗方法包括:①填充剂药物。②止泻药物。③通便方案伴去除梗阻。正如对于大便失禁需要进行仔细地鉴别诊断,治疗大便失禁第一步要了解潜在的病因。某些病因如慢性腹泻、慢性便秘,以及某神经系统疾病和系统性疾病如糖尿病等,都应通过药物控制。在治疗过程中应注意使用较小的药物量以减轻损伤。

**1.填充剂类药物**

天然或者合成的纤维是治疗轻度大便失禁的一种方法,可以增加粪便的体积,吸收多余的水分,使慢性腹泻者粪便成型。试验中,聚卡波菲钙可以吸收自身重量 70 倍的液体,减少粪便中含水量。相反在便秘患者中可以增加排便量和排便次数,而不导致腹泻。Bliss 等证实,对 39 例患者每天口服纤维素治疗1 个月,可以减少其 50%的大便失禁发作次数。

**2.止泻药物**

50%慢性腹泻患者可发生大便失禁,肠易激综合征患者中约有 20%患者存在大便失禁。因此,洛哌丁胺、可待因、地芬诺酯＋阿托品、地芬诺＋阿托品和阿米替林等可以用于治疗。洛哌丁胺是一种合成的阿片,通过 M 受体抑制大、小肠的蠕动。这些药物也可提高括约肌静息压,提高直肠感觉,提高肛门直肠抑制反射,增强控便能力。阿米替林由于具有抗胆碱作用,可以减弱直肠运动神经单元的振幅和频率。

**(二)通便治疗**

便秘患者也可能发生充盈性大便失禁。Chassagne 等在 206 名老年患者中,对比口服乳果糖的方法和口服乳果糖加每天甘油塞肛、每周洗肠一次的方法,发现接受助便和洗肠者,大便失禁发作次数减少 35%,污染衣裤情况减少 42%。

**(三)生物反馈**

生物反馈是通过视、听或其他感觉信息提高患者控便能力,加强括约肌正常的收缩。1974 年,Engel 首先报道用 Miller-Abbott 球囊作为感受器连接多导记录仪治疗 6 名大便失禁患者,以提高Kegel锻炼的效果。Heymen 等设计了分三阶段的随机对照研究,对比生物反馈治疗和盆底锻炼的治疗效果。为了去除干扰因素,所有患者接受 4 周治疗前的教育和训练中及后的随访。治疗结束时,生物反馈组 44%患者完全控便,盆底锻炼组 21%完全控便($P=0.008$)。生物反馈组肛管收缩能力压明显提高($P=0.014$),治疗结束 3 个月后,生物反馈组 76%患者症状明显减轻,盆底锻炼组 41%患者症状明显减轻($P<0.001$)。

生物反馈可治疗成人和儿童大便失禁,有效率大于 70%。目前描述的方法多样,包括每周 1 次,每周 2 次,每次 30 或 60 分钟,应用家庭版仪器,肌电图,测压仪甚至超声。生物反馈的长期疗效尚不清楚。有学者认为效果会减退,需要更新的训练内容。但是对于药物治疗失败的患者,生物反馈是重要的一线非侵入性疗法。治疗后短期有效的因素包括：6 个疗程、男性、中老年（＜61 岁）、严重的大便失禁。

### （四）Secca 术

应用射频电流刺激引起离子摩擦运动，产生热能，热能传递使胶原立即收缩，使肌肉在重塑过程中变短变紧，张力增加。射频已应用于胃食管反流、关节失稳、良性前列腺增生，甚至失眠。这种技术是 Streeta 术的改进，Streeta 术主要用于治疗胃食管反流。Secca 术中射频在恒定的温度和组织阻抗监测下传至括约肌，同时使探针冷却防止损伤黏膜。如果电极顶端组织温度高于 85 ℃ 或者肛管皮肤高于 42 ℃，电流会自行减弱。

这种方法主要适用于轻中度的大便失禁患者，及饮食控制、药物和生物反馈治疗失败的患者，且没有括约肌的缺损。但文献记录数量较少，随访时间短。并发症少，主要包括治疗部位的出血、溃疡，有时需要进一步手术缝合。Secca 术不需住院，患者取截石位或者折刀位，将探头插入肛门，在齿线位置放置 4 枚电极，在每一象限射频 90 秒，然后以 5 mm 为单位向远离齿线方向移动。由于肛管的长度不同。共有 16～20 个治疗位置。

### （五）注射疗法

注射具有生物相容性的硬化剂最初成功治疗尿失禁，可用于内括约肌异常导致的轻度大便失禁。这种方法之所以受到重视是因为手术修补内括约肌效果不佳，而且更具创伤性的手术并发症多，给患者造成痛苦。支持者认为这种方法安全、微创、不用住院、并发症少，仅用局麻或静脉镇静即可进行。治疗包括在肛管黏膜下或内括约肌之间注射硬化剂，目前应用最多的是硅胶生物材料和碳涂覆的微珠，机制尚未完全明确，可能是由于肛垫增厚导致肛管静息压增高引起的。其他学说认为可能由于硬化剂造成排出通道阻力增加，增强了感知力，且经过一段时间后纤维化增大了括约肌体积。通常术后 1～6 个月症状改善最明显，效果在 1～2 年内达到顶峰。由于硬化剂被吸收、长期疗效尚需观察。另外，注射点的位置和数量、是否在超声波引导下进行，以及最适宜的材料和用量尚未完全确定。

## 二、手术治疗

选择的标准是难治的、严重的大便失禁；有括约肌损伤或有阴部神经病变（伴会阴下降和肛直角改变）。前者可行括约肌成形术，其指征是损伤范围较小且无阴部神经末梢运动潜伏期的改变；当损伤较广泛，括约肌断裂或既往括约肌成形术失败的患者可进行括约肌替代术（如动力性股薄肌成形术、人工括约肌替代术、臀大肌成形术等）；后者可行肛后修复术。其他治疗还包括注射填充剂、射频治疗、骶神经刺激等。

### （一）括约肌成形术

#### 1.适应证

产伤是括约肌损伤最为常见的原因。前中线发生Ⅲ度、Ⅳ度撕裂伤，在分娩后立即实施修复，可通过间断的肌肉端端缝合或折叠缝合技术。如分娩后不能即时修复，在没有其他并发症的情况括约肌修复可延迟至 24 小时。一般情况下大部分修复应在分娩后立即进行，除非有严重的污染和/或明显的组织缺失。大多数产后括约肌修复效果较为满意。只有少数患者需要进一步评估和治疗。创面未愈合、愈合不良或没有立即修复的损伤需推至分娩后 3～6 个月，待会阴炎症和水肿完全消退后治疗。其他肛门直肠手术（如肛瘘切开、括约肌切开、痔切除或外伤）也可实施括约肌成形术。

#### 2.手术方法

以往多次手术失败者应该在术前进行预防性造口。

全麻或局部麻醉，放置导尿管，可采用截石位或折刀位。充分显露术野。首先在黏膜下层分离肛内皮瓣，然后在前面从括约肌复合体上游离阴道后壁。自下而上继续分离直肠阴道隔直到显露耻骨直肠肌纤维，游离正常的括约肌侧方至缺损，开始游离瘢痕，从侧方到中间游离是最简单的辨别和游离括约肌复合体的方法，继续两侧分离直至足够的肌肉来完成无张力的修复，手术中需避免超过冠状位中线外的侧方分离以防止损伤直肠下神经（起自坐骨直肠窝的阴部管，从两侧穿出支配括约肌）。当游离括约肌复合体时需锐性分离瘢痕，应避免切除瘢痕组织以预防缝合撕脱，然后松开臀部的牵拉胶带以降低修复张力。为重建肌性管道，将正常的肌肉端相互重叠并且褥式缝合。重叠肌肉的范围无标准，但总原则是修复后无张力。这种手术术后短期的效果不错，但远期效果会有减弱的趋势。

对于是否同时行肛提肌成形术，目前尚未达成共识。修复方法是向头侧缝合耻骨直肠肌的两翼以加强括约肌。

对于不复杂的病例，可做Ⅰ期 T 形间断缝合，将两侧皮肤向矢状位正中线拉近以延长会阴体。也可提起皮瓣，在没有张力的情况下做Ⅰ期缝合。对于罕见的有会阴体广泛损伤的复杂病例，需做皮瓣推移来重建和缝合皮肤。选择皮瓣，Z 形关闭，或 V-Y 成形都可用于覆盖肛周伤口。并放置引流。

### (二)肛后盆底修复术

早期常用于神经肌病性大便失禁患者。手术最初目的是修复被认为肛门自制重要因素的肛直角。1975年,Parks提出阀门控制理论,强调了肛直角的重要性,腹内压增加导致肛管上端被前侧直肠黏膜封闭,阻止肠内容物进入肛管。神经肌病性大便失禁与会阴下降和肛直角变大有关,导致阀门机制无效。肛后修复用不可吸收的缝线缝合肛提肌、耻骨直肠肌、肛管外括约肌和肛直肠连接部,这一手术从解剖上延长肛管,并可能缩小肛直角。

**1.适应证**

应用于在腔内超声下证实没有括约肌损伤的特发性大便失禁患者。只有当饮食疗法、药物治疗和物理疗法治疗失败的情况下才实施肛后修复。

**2.手术方法**

全麻下选用俯卧折刀位,在肛门后作6 cm的弧形切口,分离括约肌间平面。括约肌纤维是红色的,在电刺激后收缩,而内括约肌是白色且电刺激后不收缩。分离括约肌间平面至外括约肌上部和耻骨直肠肌肉,最后显露肛提肌筋膜和直肠系膜脂肪。前侧切口扩大至肛管周长的一半。用一个90°角的牵引器向前推直肠以便于看到肛提肌侧面最上部。用不可吸收缝线缝合肛提肌,用小弯针缝入较多肌纤维,在最上部缝合3针,松松地使缝线在盆地之间形成网格,然后缝合耻尾肌,用不可吸收缝线用类似方法缝合位置较低的肌肉。在修复术中耻骨直肠肌的缝线最为重要,缝线尽可能靠前,提升肛门直肠连接部。耻骨直肠肌的两翼经缝合后靠近,手术过程如图2-1。

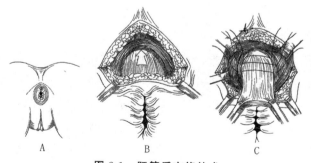

**图2-1 肛管后方修补术**

A.选用俯卧折刀位;B.作6 cm弧形切口;C.在最上部缝合3针

### (三)动力性股薄肌成形术

**1.适应证**

适用于大便失禁最严重的类型。证实有括约肌缺损且没有其他原因的失禁患者是该技术的指征。括约肌缺损超过半周以上的患者不再是肛周括约肌修复的指征,可能需要选择股薄肌成形术。可通过肛管直肠测压观察原有括约肌肌力。正常收缩压是外括约肌功能完整的表现,收缩压缺失是动力性股薄肌成形术的指征。目前阴部神经病变是否是肛周括约肌修复术的禁忌证尚不明确,但不是动力性股薄肌成形术的禁忌证。排粪造影可帮助排除大便失禁的其他原因和动力性股薄肌成形术的禁忌疾病,如直肠内套叠、直肠前突、肠疝和直肠脱垂。

失禁合并便秘的患者最好不要实施动力性股薄肌成形术,该手术会加重便秘。当患者因为腹泻而失禁,首先治疗腹泻而缓解症状。如抗腹泻治疗无效则在动力性股薄肌成形术后可以取得较好的疗效。因此,动力性股薄肌成形术最好的适应证是不能用其他方法治疗的有严重损伤的失禁患者。

2.手术方法

截石位,显露出供体侧大腿中间部位到会阴部以及同侧的下腹部。在大腿的中部取一切口,游离股薄肌,术者牵拉股薄肌,切断动脉和静脉小分支。然后朝着肌腱游离股薄肌的远端,游离朝着胫骨粗隆方向的肌腱。切断从肌肉到肌腱移行部 5 cm 处的肌腱。术者以血管钳牵拉游离的股薄肌肌腱。主要的神经血管束在耻骨上距离股薄肌起始部大约 8 cm 处可以找到,必须保持完整,损失意味着肌肉坏死。皮下连接部的游离须顺着自大腿至会阴部的致密筋膜层进行。游离股薄肌完成后可暂时储存在皮下供随后使用。

用两个示指从肛门侧面的两个切口做一隧道。背侧的隧道扩大到可以通过两个手指。然后做前侧的隧道,由于直肠和阴道间的组织很薄,且存在直肠穿孔的危险。为了避免直肠穿孔,可在阴道后壁做一辅助性切口。前侧的隧道必须扩大至足够 3 指通过,以免股薄肌在隧道内被卡压。从会阴部沿着大腿切口通过坚韧的阔筋膜做一隧道,锐性分离,隧道同样需足够宽,以免股薄肌内被卡压。

游离的股薄肌随后从大腿到会阴部经皮下取出。有多种方法可以使股薄肌通过隧道达到它的固定点:肌肉部分长的病例,做一"γ"环;肌肉部分短的病例,首选"α"环。做"α"环关键是在股薄肌的后方固定肌腱以避免再次卡住。当确定肌肉的最佳位置后,再次把肌肉拉回大腿内。因为当视野不受股薄肌阻碍时将其缝合固定在耻骨骨膜上更容易。其次在移植后将电极置于伸展的肌肉比置于移植后弯曲的肌肉内更容易。

定位电极首先置入阳极。置于远离神经进出的部位。阴极定位通过连接于针的辅助电极帮助。给以刺激可以用针来寻找电极的最佳位置。随着刺激强度的降低,可找到最低电压时肌肉收缩的最佳位置。正常情况下这个位置很靠近神经,低电压对于维持刺激器的寿命很重要。当寻找到阴极的最佳位置后通过肌肉带入电极并固定于肌外膜。当两个电极置于相应的位置后可以为下一步手术做准备,然后根据选择的形态把"动力化"的肌肉通过隧道拉入,将肌腱固定于耻骨骨膜上。从大腿到同侧下腹部开的"口袋"(在腹直肌肌膜下建立)形成两个电极的隧道。电凝可能穿过的动脉和静脉。然后将电极连接刺激器,刺激器置于"口袋"内。在局部应用抗生素后缝合筋膜,并用绷带包扎腿部。

手术后刺激器被设置于"关闭"以允许股薄肌恢复。1个月后,设置刺激器在 2.1 Hz 的低频率开始训练肌肉,持续两周后增至5.2 Hz,两周后增至 10 Hz,再两周后增至 15 Hz,并将这一设施固定下来,训练两周结束后,股薄肌可以"永久"被刺激。当电池耗尽时须更换刺激器。

### (四)臀大肌移植

Chetwood 在 1902 年首先报道应用臀大肌治疗大便失禁。用于移植的理想肌肉应在运动和保持姿势中无重要作用,但应能提供充足的张力和体积。肌肉本身应有神经血管束,在手术过程中不至于被破坏。臀大肌移植的优点是距离肛门近,可以对肛管提供充足的力量。然而,患者行走或攀爬时动作会受到较大的影响。多数文献报道为双侧臀大肌移植。Devesa 等建议行单侧臀大肌移植,并取得更满意的效果。手术的难点在于获得足够围绕肛管长度的肌肉。

### (五)骶神经刺激

骶神经刺激(SNS)在大便失禁的治疗中起核心作用。目前,多用于肛门直肠功能障碍的治疗。最初该方法应用于肛周横纹肌和肛提肌功能障碍但不伴有肌肉形态学缺陷的患者。随后普遍应用于神经源性病变的患者。随着临床的广泛应用和对作用机制的深入理解,骶神经刺激的适应证扩大,包括特发性肌退化、医源性内括约肌损伤、部分脊髓损伤、硬皮病、肛管内或外括约肌局限性损伤、直肠脱垂修复、直肠低位前切除术后失禁。而移植部位骶骨或皮肤病变、广泛的括约肌撕裂、怀孕和严重的慢性肠道疾病是骶神经刺激的主要禁忌证。

骶神经刺激方法:首先使用针电极通过骶孔置于靶神经进行应答测试,成功后放置电极进行低频刺激测试。经皮测试阶段(PNE)有两种方法,一种是临时经皮放置的测试电极,测试结束后移除;另一种是手术植入四极电极(foramen 电极)。目前有一种创伤较小的技术,即将装有锚定装置的 foramen 电极(即 tined 倒刺电极)通过套管针植入。这些电极均与带经皮延长线的体外起搏器相连。经皮临时刺激电极可置入一个或多个骶神经孔,这样可测试比较刺激不同神经和采用不同刺激量或同时刺激多条神经的疗效差异。foramen 电极或 tined 倒刺电极只能置于一处。

诊断性刺激阶段结束后，移除临时测试电极，如测试成功后将植入永久性刺激装置，包括电极、接地导线和起搏器。如果失败，则手术移除植入的 foramen 电极。如果成功则与植入的起搏器相连，电极位置与测试刺激时相同。如测试阶段双侧 foramen 电极刺激疗效明显优于单侧，则可考虑双侧植入。

患者在刺激时感到会阴及肛门括约肌收缩的通常考虑永久植入。波宽 210 us，频率 15 Hz；刺激/停止，5/1 s；或持续刺激。刺激强度通常根据每个患者的肛周感觉和肌肉收缩时做出调整。

目前短期和长期疗效较为满意。

### (六)人工括约肌

1987 年首先报道一位神经源性大便失禁患者行人工尿道括约肌植入后能完全控制排泄的病例。随后这项技术用于治疗大便失禁。手术包括建立肛门周围皮下的隧道。通常通过会阴横行切口，袖带围绕肛门，将泵置入阴囊或阴唇，贮水管需要通过耻骨空间，所有的管都经过皮下放置。在静息状态下，袖带围绕肛管，其内充满液体，当患者需要排泄时，将液体自袖带泵入储水囊。然后袖带会再次被动充满（图 2-2）。进行这种治疗，必须保证会阴部没有明显的软组织缺损，这可以为设备提供充分的覆盖并防止仪器受到腐蚀，还要保证患者能够自如操作。

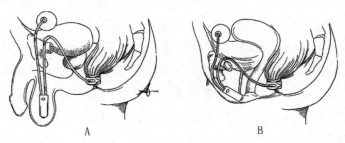

**图 2-2　人工括约肌植入**

A.静息状态下；B.排泄时

术后感染是对医师和患者最大的挑战。2002 年，Wong 等进行了多中心研究，对 112 例患者进行植入治疗，共 99 人发生了 384 次装备相关的并发症。246 次需要保守治疗，51 例患者共 73 次进行了修正手术。25% 患者发生感染，需要手术治疗。41 例(37%)患者去除了装置。治疗成功率为 53%，85% 的患者能够正常使用。最近,关于人工肛门长期疗效的研究结果已经发表,有 17 例患者接受了治疗,平均随访 68 个月(3~133 个月)。所有患者均有并发症发生,65％至少再手术一次。患者能够从中受益,生活质量得到改善。一些导致手术失败的原因已经明确,克利夫兰医疗中心的经验表明,术后肠蠕动恢复过早和曾有肛周皮肤感染者容易失败。术后早期失败的原因主要是感染,晚期失败的原因主要与机械有关。51 例患者中有 41％发生感染,35％为早期,6％为晚期发生。因此,感染和机械相关的并发症是治疗的难点。

### (七)肛管缩窄术

植入材料为涤纶吊带(可用疝补片材料替代),宽约 1.5 cm,于肛管皮下 1.0 cm 钝性分离形成一隧道,植入涤纶吊带,松紧度以肛管可容纳一拇指进入为宜,缝扎涤纶吊带两端。此手术有一定的临床效果,简便易行,患者依从性较高。中山大学附属胃肠肛门医院对经腹及经会阴部手术两次以上仍有完全性直肠脱垂、肛门可容纳一拳头进入、完全无括约功能的 5 例患者施行此种手术。术后虽仍有少量便污,但患者满意度高,复查排粪造影及肛门直肠测压等结果基本正常(图 2-3)。

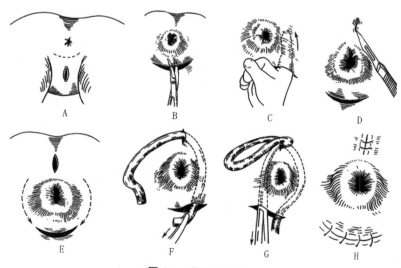

**图 2-3　肛门缩窄术**

A.距肛门缘 1~2 cm 弧形切口;B.分离会阴深、浅横肌;
C.手指钝性分离至盆底;D.在尾骨与肛缘之间做长约 2 cm
的纵切口;E.手指分离直肠两侧,形成隧道;F.经隧道右侧
穿入涤纶网带;G.经隧道左侧穿入涤纶网带;H.缝合切口

### (八)粪便转流

当其他治疗方法都无效时,结肠或回肠造口是最后的治疗方法。多数行乙状结肠造口术,有慢性便秘或慢传输者应行回肠造口。可以预见,这种治疗方法让患者难以接受,可以鼓励患者去接触、探视造口者减轻其焦虑。必须强调,不应急于让患者做出决定,是否将一个无法控制的会阴部瘘,改为一个可以控制的腹部造口。

# 第 三 章

# 肛 周 脓 肿

## 第一节　概　　述

直肠肛管周围脓肿是指直肠肛管周围软组织内或其周围间隙发生的急性化脓性感染,并形成脓肿。本病占外科疾病的 3%～5%,占肛肠疾病的 8%～25%,任何年龄均可发生,以20～40 岁青壮年多见,老年及儿童时有发生,男女发病比例为(3～4)∶1。脓肿破溃或切开后常形成肛瘘。脓肿是肛管直肠周围炎症的急性期表现,而肛瘘则为其慢性期表现。常见的致病菌有大肠埃希菌、金黄色葡萄球菌和绿脓杆菌,偶有厌氧性细菌和结核杆菌,常是多种病菌混合感染。研究发现若脓液培养为大肠埃希菌或厌氧菌,则感染源多来自直肠,脓肿破溃或引流术后多有肛瘘形成,几乎都需再次手术。若培养为金黄色葡萄球菌,则感染源多来自皮肤,脓肿破溃或引流术后形成肛瘘的机会减少,很少需要再次手术,因此脓肿引流术中未找到内口时,细菌培养可作为预后的参考。

## 第二节　病因、病理

肛腺开口称肛隐窝,当粪便或分泌物堵塞肛隐窝时,可引起肛腺炎,肛腺炎首先易发生括约肌间感染(图 3-1)。直肠肛管周围间隙为疏松的脂肪结缔组织,感染极易蔓延、扩散,感染向上可达直肠周围形成高位肌间脓肿或骨盆直肠间隙脓肿;向下达肛周皮下,形成肛周脓肿;向外穿过外括约肌,形成坐骨肛管间隙脓肿;向后可形成肛管后间隙脓肿或直肠后间隙脓肿。以肛提肌为界将直肠肛管周围脓肿分为肛提肌下部脓肿和肛提肌上部脓肿:前者包括肛门周围脓肿、坐骨直肠间隙脓肿;后者包括骨盆直肠间隙脓肿、直肠后间隙脓肿、高位肌间脓肿(图 3-2)。因此,因肛腺感染引起的直肠肛管周围脓肿的发病过程可分为 3 个阶段(图 3-3)。

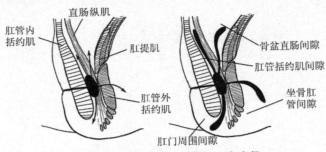

图 3-1　直肠肛管旁间隙的感染途径

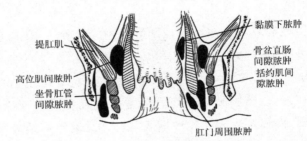

图 3-2　直肠肛管周围脓肿的位置

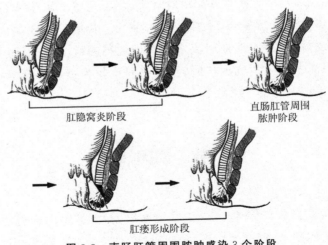

图 3-3　直肠肛管周围脓肿感染 3 个阶段

## 一、肛隐窝炎症阶段

感染发生后渗出液积存于隐窝内,加之肛门括约肌因炎症刺激收缩,以致引流不畅,使感染加重。

## 二、肛管直肠周围脓肿阶段

由隐窝炎发展成肛腺炎,经括约肌间感染,形成肛管直肠周围炎,通过腺体的管状分支,或沿联合纵肌走行向上、下、外3个方向在直肠肛管周围形成不同部位的脓肿。

绝大部分直肠肛管周围脓肿由肛腺感染引起。正常的肛腺大部分位于内括约肌之间,平时分泌黏液润滑肛管,有助于粪便的排出。当细菌从肛腺导管开口部逆行侵入时,可引起肛隐窝炎。若肛隐窝炎未能控制,炎症继续扩散,肛腺导管因此水肿阻塞,从而引起肛腺炎。

## 三、肛瘘形成阶段

直肠肛管周围不同部位的脓肿,由于自行破裂或人工引流后,脓肿逐渐消退,病灶局限形成不同类型的肛瘘。

另外,少部分直肠肛管周围脓肿其感染并不来源于肛腺,如来源于肛裂、血栓性内外痔感染、内痔或直肠脱垂注射治疗后,也可来源于败血症、脓毒血症、肛周皮肤感染、直肠炎、炎症性肠病、肛门直肠外伤等,而营养不良、贫血、糖尿病、结核及血液病等易并发直肠肛管周围脓肿(图3-4)。因此,又将肛管直肠周围脓肿分为瘘管性脓肿和非瘘管性脓肿两大类,前者在脓肿破溃或单纯切开引流后几乎要再次手术,后者脓肿引流后有可能痊愈。

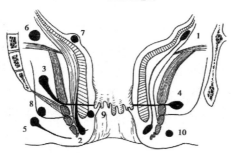

1.高位肌间瘘管性脓肿;2.低位肌间性瘘管性脓肿(占85%);3.后方经括约肌坐骨直肠窝蹄形瘘管性脓肿;4.前方经括约肌坐骨直肠窝瘘管性脓肿;5.后方低位肌间单侧表浅坐骨直肠窝蹄形瘘管性脓肿急性非肛腺非瘘管性脓肿;6.肛提肌上骨盆直肠脓肿;7.黏膜下脓肿(如痔的注射治疗后);8.坐骨直肠窝异物性脓肿(鸡骨或鱼刺等);9.黏膜皮肤或边缘性脓肿(常由感染性血肿所致);10.皮下或肛门周围脓肿(常来自肛周皮肤疖肿)。

**图 3-4 瘘管性脓肿及非瘘管性脓肿**

# 第三节　临床表现与诊断

## 一、临床表现

一般症状是患者先感到肛门周围出现了一个小硬块或肿块,突然剧烈疼痛,红肿发热,坠胀不适,坐卧不安,夜不能眠,全身体温升高,同时伴随倦怠不舒、食欲缺乏、大便秘结、排尿不畅。深部脓肿还会引起会阴及骶尾部胀痛,出现发热、寒战等全身中毒症状。一般1周左右即可形成脓肿,在肛门周围或直肠内指诊时可以摸到波动、柔软的脓腔,用注射器穿刺可抽出脓液。此时,经切开排脓,或自溃流脓后,疼痛就会缓解或消失、体温下降、全身情况好转。但流脓的伤口却不愈合,或暂时愈合后又反复发作流脓,经久不愈,就成了肛瘘。不同位置肛周脓肿症状略有不同,其表现如下。

### (一)肛门周围脓肿

肛门周围皮下脓肿最常见,多由肛腺感染经外括约肌皮下部向外扩散而成。常位于肛门后方或侧方皮下部,一般不大。主要症状为肛周持续性跳动性疼痛,行动不便,坐卧不安,全身感染性症状不明显。病变处明显红肿,有硬结和压痛,脓肿形成可有波动感,穿刺时抽出脓液。

### (二)坐骨肛管间隙脓肿

也比较常见。多由肛腺感染经外括约肌向外扩散到坐骨直肠间隙而形成。也可由肛管直肠周围脓肿扩散而成。由于坐骨直肠间隙较大,形成的脓肿亦较大而深,容量为60～90 mL。发病时患侧出现持续性胀痛,逐渐加重,继而为持续性跳痛,坐立不安,排便或行走时疼痛加剧,可有排尿困难和里急后重;全身感染症状明显,如头痛、乏力、发热、食欲缺乏、恶心、寒战等。早期局部体征不明显,以后出现肛门患侧红肿,双臀不对称;局部触诊或直肠指检时患侧有深压痛,甚至波动感。如不及时切开,脓肿多向下穿入肛管周围间隙,再由皮肤穿出,形成肛瘘。

### (三)骨盆直肠间隙脓肿

较为少见,但很重要。多由肛腺脓肿或坐骨直肠间隙脓肿向上穿破肛提肌进入骨盆直肠间隙引起,也可由直肠炎、直肠溃疡、直肠外伤所引起。由于此间隙位置较深,空间较大,引起的全身症状较重而局部症状不明显。早期就有全身中毒症状,如发热、寒战、全身疲倦不适。局部表现为直肠坠胀感,便意不尽,排便时尤感不适,常伴排尿困难。会阴部检查多无异常,直肠指检可在直肠壁上触及肿块隆起有压痛和波动感。诊断主要靠穿刺抽脓,经直肠以手指定位,从肛门周围皮肤进针。必要时做肛管超声检查或 CT 检查证实。

### (四)其他

有肛门括约肌间隙脓肿、直肠后间隙脓肿、高位肌间脓肿、直肠壁内脓肿(黏膜下脓肿)。由于位置较深,局部症状大多不明显,主要表现为会阴、直肠部坠胀感,排便时疼痛加重;患者同时有不同程度的全身感染症状。直肠指检可触及痛性包块。结核性肛门直肠周围脓肿与以上情况不同,常常是慢性发病,经数天或数月后才形成脓肿,疼痛不剧烈,伴有低热,局部红肿,高突不明显,破溃后流出的脓液清稀色白、脓口凹陷,周围皮肤发青或呈青白色,常有数个流脓的外口,经久不愈。全身检查可发现肺部、大肠或其他部位有结核病灶,脓液培养可见结核分枝杆菌。

## 二、诊断与鉴别诊断

### (一)诊断

以局部检查为主。

1.视诊

观察局部脓液及皮肤状态。脓液厚稠、色黄、量多,多是金黄色葡萄球菌等所致的急性炎症。混有绿色脓液,应考虑铜绿假单胞菌(绿脓杆菌)感染;浓稠色黄而臭,多属大肠埃希菌感染;脓液呈清稀米泔样,多属结核杆菌感染。脓血相混,夹有胶冻样物,应考虑癌变。皮肤红、肿、热、痛是急性炎症的表现,皮肤不变色或色暗,无明显热痛,多是慢性炎症,如结核等。

2.指诊

指诊对了解脓肿的形态、性质、有无瘘管、瘘管走行,波及肌肉层次等都有重要意义。

3.探针检查和亚甲蓝检查

用以确定内口的位置。

4.内镜检查

观察直肠内有无内口、脓血及其他病变。

**5.脓液细菌培养和活组织检查**

确定致病细菌和病变性质。

**6.直肠腔内超声检查**

直肠腔内超声检查能够准确诊断肛周脓肿,尤其是对通常方法难以确诊的高位脓肿的诊断效果尤佳。超声显像脓肿多表现为肛管直肠周围软组织内低回声或液性暗区,为圆形或椭圆形,亦有不规则形,边界模糊不清,后壁回声稍强。其中超声显示不均匀低回声型,为脓肿早期(图3-5),软组织充血水肿改变,尚未形成脓液;超声显示不均匀液性暗区,为脓肿形成中期,软组织为蜂窝织炎伴部分液化;超声显示均匀性液性暗区,为脓肿后期(图3-6),软组织坏死明显,大量脓液形成;超声显示强回声与低回声混合型,临床多因脓肿迁延时间较长,部分软组织机化,纤维组织增生,多是瘘管形成所致。有研究根据手术记录与超声检查报告相对照,其结果显示,直肠腔内超声对肛周脓肿之位置、范围、深度及与肛管直肠、肛门括约肌之关系,判断准确率为100%,对低位脓肿内口位置判断准确率为93.9%,高位脓肿内口位置判断准确率为95.8%。

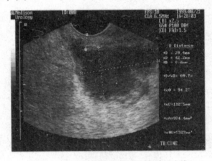 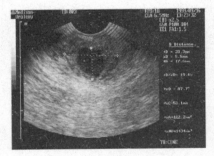

图3-5 肛周脓肿早期超声影像　　　　图3-6 肛周脓肿后期超声影像

**7.磁共振成像(MRI)**

其检查准确率不低于直肠腔内超声,具有无疼痛等优点,但费用偏高。

**(二)鉴别诊断**

肛门直肠脓肿应与下列相鉴别。

**1.放线菌性脓肿**

多数发生在黏膜下与皮下,全身中毒症状重。局部脓肿、溃疡、瘘管常并存。脓肿浅在,脓液稀薄,其中有黄色颗粒(菌块)。

**2.结核性脓肿**

多发生在肛提肌以下的间隙中,常与全身其他部位原发结核并存,身体虚弱,发病缓慢,疼痛轻微;局部症状轻,脓液稀薄,混有坏死组织。

**3.汗腺炎性脓肿**

发生在肛门周围皮下。一般无明显全身症状,脓肿浅在,分散而在皮下相互通连。脓液黏稠呈白色,有臭味。

**4.毛囊炎和疖肿**

病变在肛门周围皮下,浅在,肿胀中心与毛囊开口是一致的,其中有脓栓。多数自行破溃。

**5.远端流注肛门旁脓肿**

多发生在骨盆直肠间隙和坐骨直肠间隙。脓肿发现前多有全身症状;脓液稀薄多而流不尽,X线检查,可见原发骨质改变。

**6.骶前囊肿、畸胎瘤**

发生部位在直肠后壁,脓腔不明显,脓腔壁硬,触之腔内有分叶感和异物感。无明显压痛。全身症状轻,局部非急性感染期症状也不明显。X线检查,骶骨与直肠之间有肿块,其中多有不均匀的钙化阴影。

**7.梅毒性脓肿**

多发生在皮下或坐骨直肠间隙,局部症状轻,脓液稀薄而污秽有臭味。全身症状有梅毒表现体征。有性病史。血液检查梅毒反应阳性。此种脓肿极少见,但亦不可忽视。

**8.肛门皮肤毛囊炎和疖肿**

与肛窦无病理联系,疖肿有时很大,病灶只在皮肤或皮下。

**9.骶髂骨结核性脓肿**

病程长,病史清楚,有全身症状,X线拍片有骨质变化,与肛门和直肠无病理联系。

**10.肛门旁粉瘤肿物**

圆形,表面光滑,经过缓慢。与肛窦无关,肿物有完整囊壁,内容物呈白色粉粥状,无感染则局部无明显炎症,无全身症状。

**11.平滑肌瘤肿物**

圆形,表面光滑,质实坚硬,无急性炎症,与肛窦无关。全身无症状。应做病理检查,排除平滑肌瘤。

**12.血栓外痔感染化脓**

发生在肛缘,无明显全身症状,脓液中混有黑色凝血块,常不形成肛瘘。

13.克罗恩病导致的肛周脓肿

克罗恩病导致的肛周脓肿中,常有直肠及消化道其他部位炎症改变。

# 第四节 治 疗

## 一、非手术治疗

适应于肛周脓肿的早期或无手术条件时采用,可以缓解症状,减轻患者痛苦,但达不到根治的目的。肛周脓肿的非手术治疗包括抗生素治疗(常选用对革兰阴性杆菌有效的抗生素);温水坐浴;局部理疗;口服缓泻剂或液状石蜡以减轻排便时的疼痛。根据肛腺感染理论,非手术治疗并没有处理内口,其所称的治愈也仅仅是局部脓肿的红肿暂时消退及临床症状的暂时好转。从长远来看,绝大多数一定会复发或发展成为肛瘘。因此,非手术治疗不宜单独使用,应当结合手术疗法。对于是否需要使用抗生素目前存在争议,如南卡罗来纳州医学院Andre Hebra教授指出:抗生素的使用在肛周脓肿的治疗中是没有意义的,除非患者合并有糖尿病或免疫力低下。

## 二、手术治疗

肛周脓肿具体的手术方式多种多样。但手术必须注意以下问题。①定位准确:一般在脓肿切开前应先穿刺,抽出脓液后再行切开引流。②切口:浅部脓肿行放射状切口,深部脓肿距肛缘旁2.5～3.0 cm行前后方向的切口,避免损伤括约肌,但切口应尽可能靠近内侧。③引流彻底:切开脓肿后,用示指深入脓腔,分开脓肿间的纤维隔,以利引流。④脓液送培养:术中应将脓液送需氧菌及厌氧菌培养及细菌药敏试验,以便术后有针对性地应用抗生素,控制感染。目前,常见的手术方式包括以下几种。

### (一)切开排脓术

这是治疗脓肿使用最悠久的方法。小的脓肿采用切口皮下浸润麻醉方法即可(图 3-7),而深部脓肿宜用腰麻或骶麻。切口应选择在脓肿波动最明显,即自然破溃的位置。切口方式有环状、放射状和两侧切开法等。一般距肛缘近的采用环状,较远的用放射状,大而深的用两侧切开、对口引流法。脓肿切开后应将左手示指插入肛管内,右手持血管钳分离切口,使切口扩大,排脓通畅。脓液排净后再用生理盐水或甲硝唑溶液冲洗脓腔。如脓腔内有间隔,应用手指将间隔分离,使引流通畅。术后留置引流胶条或纱条,术后每天坐浴换药。

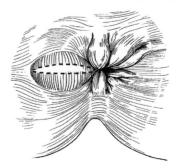

**图 3-7 肛周皮下脓肿切开引流术**

### 1.高位黏膜下脓肿切开法

宜在肛门镜下沿直肠纵轴平行切开直肠内脓肿区最膨隆部分。切开时可不用麻醉,但要注意有无损伤血管,排脓后如无出血,留置胶条引流。如有出血,应寻找出血点结扎止血。

### 2.骨盆直肠窝脓肿切开法

宜在骶麻或腰麻下进行。内口在齿线附近的耻骨直肠肌或肛提肌上脓肿,为保存肛门括约肌,切口应选择在患侧坐骨直肠窝,外括约肌外侧。切开皮肤及皮下组织后,宜用血管钳分离至耻骨直肠肌,在示指插入直肠内导引下,分离开耻骨直肠肌,使脓液由坐骨直肠窝溢出,脓液溢净后用生理盐水冲洗脓腔,如已发现内口,可由内口经脓腔留置一标志线,待脓净炎症控制后,再行二次手术。对肛提肌上脓肿不能一次切开,这样会造成肛门失禁。处理方法有两种:一种是能找到内口的可行切开挂线术或留置线作标志等待二次手术;另一种是找不到明确的内口,切开引流,待后按高位肛瘘处理(图 3-8~图 3-11)。

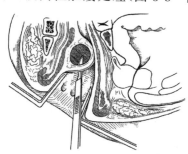

**图 3-8 直肠黏膜下脓肿切开引流术**

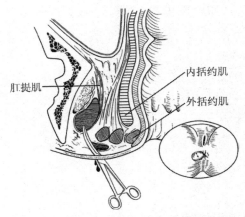

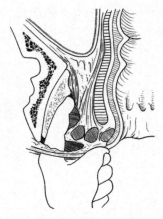

图 3-9　切开后止血钳钝性分离进入脓腔

图 3-10　手指进入坐骨直肠间隙探查

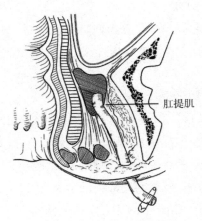

图 3-11　脓腔内置入冲洗引流管

### (二)一次性根治法

**1.能否找到脓肿的原发灶**

能否找到脓肿的原发灶是脓肿根治术成功与否的关键,可综合运用以下方法寻找原发灶。

(1)压迫排脓法:即用双叶肛门镜或扩张器暴露脓肿部位的肛隐窝,然后压迫脓肿,仔细观察脓液排出的部位,即内口所在。该法是确定原发病灶的最简便可靠手段。

(2)双合诊法:用示指插入肛管,拇指在皮肤,触摸脓肿波动最明显,皮肤及黏膜最薄区,即是内口及外口的位置。

（3）肛门镜检查：一般原发灶处有隐窝炎，局部充血明显，隐窝加深形成凹陷。可见有脓性分泌物或肛乳头炎。

（4）探针检查：一般采用有钩圆头探针，在双叶肛门镜下探查脓肿部位的肛隐窝，感染隐窝多凹陷加深，探针进入容易，如有脓液溢出即是内口；也可切开脓肿后由脓腔内探查，用示指在肛管内触摸，探针头下最薄，只隔一层黏膜处，即是内口。但要切忌盲目乱戳，人为造成假内口，使手术失败。

（5）直肠肠腔内超声检查。

**2.对于不同部位的脓肿行根治术的方法**

（1）低位肌间脓肿根治术：对脓肿位于低位内、外括约肌之间，穿越外括约肌皮下部、浅部的脓肿，找到原发内口后，可行一次性切开。方法是局麻或骶麻下，首先寻找感染原发病灶——内口。一般内口多位于脓肿的放射状肛隐窝处，压迫脓肿后，如此处有脓液溢出，即是内口。如内口不明确，可在有明显波动或炎性充血水肿的肛隐窝处用有钩探针进一步寻找，钩出脓液处即是内口。然后沿探针放射状切开全部脓肿，切除或结扎切除原发病灶处肛隐窝，切断部分内括约肌，外括约肌皮下部或浅部。扩大创面，使呈三角形，引流通畅。术后换药，通过肉芽填充愈合。

（2）高位肌间脓肿根治术：骶麻下，用双叶式扩张器扩开肛管，暴露脓肿、压迫脓肿观察肛隐窝脓液溢出部位，寻找原发病灶。由原发病灶处插入探针，沿探针纵行切开直肠黏膜及内括约肌，使脓腔引流通畅，脓液排空后，如有出血，应结扎出血点。然后沿皮肤作一放射状引流切口，并切开部分内括约肌，使引流创面扩大。术后由基底部留置引流纱条，每天坐浴后换药至创面愈合。

（3）双侧坐骨直肠窝脓肿根治术：骶麻，截石位。先在后正中处肛隐窝用有钩探针寻找原发病灶，压迫脓肿见有脓液溢出后，沿探针切开原发部位的肛隐窝、内括约肌、外括约肌皮下部、浅部及深部，结扎内口两侧黏膜及感染病灶，扩创使呈三角形，引流通畅。此时可在脓肿的两侧作两个半环形切口，用盐水冲洗脓腔后，作对口引流，不再切开皮肤，优点是可提前愈合时间，减少瘢痕。如脓腔深、比较复杂，也可将其全部切开开放。

（4）骨盆直肠窝脓肿根治术：宜采用切开挂线术。找到原发病灶后，沿坐骨直肠窝皮肤作切口，用血管钳分离耻骨直肠肌排脓，然后按切开挂线原则，切开外括约肌皮下部及浅部，在深部和耻骨直肠肌挂线。术后处理高位肛瘘。

**（三）切开引流术**

对肛提肌以上深部脓肿、后蹄铁型脓肿等复杂性肛门直肠周围脓肿，为防止一次性根治切断括约肌引起排便失禁等后遗症,也可采用切开排脓,用生理盐水彻底清洗脓腔后,对肛提肌以上部分通过外口经脓腔仔细找到原发内口后,引出橡皮筋引流处理,对后蹄铁型或较大脓肿也可采用留置橡皮筋对口引流处理。采用不损伤括约肌的手术治疗高位肛周脓肿。对此我国学者积累了丰富经验,也引起了国外的重视,如 Michael 在他的《结肠直肠外科手术图谱》一书中主张瘘的处理取决于它与外括约肌的关系,低位瘘易在脓肿引流的同时被切除。复杂的瘘最好通过挂线的方法处理,通过齿状线的内口瘘管、脓腔壁上的瘘管开口,放置一个烟卷大小的环状引流管置入脓腔并由脓腔切口引出。切开瘘管内口与脓肿切口之间的皮肤,系紧挂线。当水肿和炎症消散后,可能会较好地了解外括约肌的平面。当上述操作没有发现瘘管则有可能在脓肿形成之前瘘管已经消失并永远找不到,这种情况只要行脓肿切开及引流即可。

如果肛周脓肿在双侧出现,则这两个脓腔总是通过浅部或深部的肛门后间隙相通。第一次手术必须处理好。对于双侧脓肿,肛腺隐窝具有一个指向肛门后间隙的深陷处,脓肿可扩展到双侧坐骨直肠窝。因此找到齿状线处的内口及潜在的肛门后深部间隙中的瘘管十分重要,压迫齿状线对发现内口有帮助。引流方法复杂,需要切开中线两侧的任何一侧并进入肛门后间隙,做一距肛缘2.0 cm的近后中线切口,向深方进入肛门后间隙。对一个体型较大的患者需要很深的切入,进入肛门后深部间隙后,再将两侧脓肿切开,明确脓腔与深部后间隙的关系。分别在后中线切口与两侧脓肿切口之间的深部后间隙中的瘘管内放置环状引流管。齿状线内口与深部后间隙之间的瘘管穿过内及外括约肌的,也应予以挂线处理,通过紧线使肛周逐渐切割内、外括约肌,这样不会引起肛门失禁。

### (四)肛周脓肿负压引流术

负压伤口治疗是近年来开展的一种治疗新方法,包含封闭负压引流(VSD)和负压辅助闭合伤口(VAC)两个关键技术。1993 年德国外科学者 Fleichmann等提出 VSD 并用于四肢感染性创面的治疗。1997 年美国外科学者 Argenta 等运用封闭负压吸引原理提出 VAC 技术。作用机制是增加血运,减少渗液,达到抑制细菌和促进肉芽生长的作用。国内郑伟琴等用于肛周脓肿的治疗,采用苏州麦克林医疗器械公司的材料,包括容量为 200 mL 的负压球和引流管。每天冲洗甲硝唑并持续负压吸引,待引流液少于每天 5 mL 时拔除引流管。该法具备高效的引流系统,体现为全方位、高负压下被引流区的"零积聚",具有止痛、抗感染、促进创面愈合三大作用。姚健等采用在肛周脓肿隆起处戳微小孔(3 mm)两个,置两根一次性使用 14 Fr 硅胶尿管,一根持续冲洗,另一根持续负压引流,治疗 40 例,平均住院时间 6 天,随访 1～10 个月,脓肿有 2 例复发,有 5 例形成肛瘘。与切开引流组比较无统计学意义。并总结本法具引流彻底,痛苦小,修复快等特点,值得进一步作临床规范化研究。

### (五)微创材料封堵术

微创材料封堵术的主要方法是采用各种材料封堵内口,使之封闭修复,从而达到治愈目的。1991 年 Hjortrup 首次采用纤维蛋白封闭剂封堵瘘管的方法治疗肛瘘,其治愈率 14％～90％,复发率 15％～86％。2006 年 Lynnoconn 首先报道使用猪小肠黏膜下层材料填塞治疗 20 例因克罗恩病所致肛瘘,为治疗肛周脓肿提供了新思路。目前报导较多的封堵材料有脱细胞异体真皮基质(acelluar dermal martix,ADM)和医用生物胶蛋白。前者方法是根据脓腔大小修剪材料,将材料拉入内口后缝合,外口开放。后者是作为乳白色凝胶物,经过自带导管系统输送到脓腔顶端,导管边送边退,达到封堵效果。国内学者等有小样本报告,据称疗效达到 100％。但尚缺乏大宗病例报告证实。

### (六)切开缝合引流术

对于某些类型的大切口在清创后远端做适当的缝合,既可以缩短愈合时间,也可避免肛门变形。而对于多间隙脓肿多采用弧形加放射状切口,即坐骨直肠间隙部位做弧形切口,内口与肛管后间隙部位做放射状切口。先在一侧坐骨直肠间隙脓肿顶部,距肛缘 2 cm 处,由前向后作弧形切口。排脓后,沿小切口向肛门后作弧形切口,切开两侧坐骨直肠间隙,显露脓腔。再用探针从肛管后深间隙脓腔探入,由内口出,然后从内口与肛管间隙之间做放射状切口。然后用过氧化氢溶液及甲硝唑冲洗伤口,用丝线全层间断缝合两侧坐骨间隙的切口,最后适当向上方和肛门后延长切口,使其引流通畅。此术式短期疗效很好,但在临床上肛周脓肿愈合后到再次复发积脓的时间无法测定,所以此种手术的远期疗效不能判定。有学者等对 62 例高位肌间脓肿行分段缝扎治疗,全部治愈,无窦道发生。

### 三、肛周脓肿的免疫治疗

目前有学者考虑,肛周脓肿多数是因免疫失调导致的人体正常菌群紊乱与肠道细菌感染的结果,多为混合感染,其次为肠源性细菌所致,若感染的病原菌为肠球菌,对多种抗生素易形成耐药情况,难以治疗;且肠球菌的耐药基因可以转移给其他菌属细菌,其广泛的耐药性已成为当今世界性难题。部分学者提出用自身培养的菌落制备成菌疫苗进行免疫性治疗,对肛周脓肿抽取内容物进行培养,再分离菌落在斜面培养基上进行纯培养,后用无菌生理盐水洗下,制成一定浓度菌液,对提取的菌液灭活,进行疫苗注射,对肛周脓肿有一定疗效。

### 四、肛周脓肿的新仪器辅助治疗

应用新电子仪器在肛周脓肿上的治疗处于不断探索中,主要有 $CO_2$ 激光机及一些肛肠综合治疗仪。相信随着科学技术的不断进步,电子仪器在肛周脓肿治疗中将会发挥更大的作用。

### 五、特殊类型肛周脓肿的治疗

对由克罗恩病、溃疡性结肠炎或结核分枝杆菌感染等所致的特殊类型的肛周脓肿明确诊断后,行相关病因治疗,再视情况行肛周脓肿的外科治疗,具体如下。

#### (一)炎性肠病并发肛周脓肿的治疗

以病因内科治疗为主,手术治疗为辅。药物控制肠道症状后,有些肛管慢性溃疡患者可以自愈。

传统的药物治疗如下。①氨基水杨酸栓制剂,如柳氮磺胺吡啶。②糖皮质激素,如泼尼松。③免疫抑制剂,如硫唑嘌呤。

另外近年来研究发现生物制剂:①肿瘤坏死因子(TNF)α 抗体(如英夫利西单抗)在诱导缓解和维持治疗中起重要作用。②多种生长因子如表皮生长因子(EGF)、转化生长因子和角质细胞生长因子(KGF)通过增强肠屏障功能在克罗恩病,溃疡性大肠炎治疗中发挥着重要作用,同时干细胞移植对难治性克罗恩病,溃疡性大肠炎亦是一种可行方法。在治疗期间并发急性细菌感染,脓肿形成,应尽早切开引流并进行抗感染治疗。

#### (二)抗结核杆菌的治疗

在肛周脓肿手术原则的基础上及时予以全身常规抗结核化学药物治疗,在很短时间就可治愈。其手术应注意彻底搔刮脓腔腐烂坏死组织至新鲜,引流通畅。

# 第四章

# 痔

## 第一节　概　　述

痔是最常见的肛肠科疾病,素有"十男九痔""十女十痔"的说法。在美国,痔的发病率约为 5%。据国内有关文献报道,痔病患者约占受检人群的 46.3%。痔在肛肠疾病中,发病率最高,占肛肠疾病总人数的 63.5%。在不同职业中,以久坐、久站、久蹲、活动少的人群为多,嗜辛辣、饮酒等习惯者发病率显著增高。痔的传统概念是直肠下端黏膜下和肛管皮肤下静脉丛淤血、曲张所形成的柔软静脉团。痔的中文含义为肛门、肛管及直肠下端的突起,其对应英文为 piles,目前常用英文为 haemorrhoids,是出血的意思,更主要强调了痔的症状,而不是外形。痔的现代概念为肛垫的支持结构、静脉丛及动静脉吻合支发生病理性改变或移位为内痔;齿状线远侧皮下静脉丛的病理性扩张或血栓形成外痔;内痔通过丰富的静脉丛吻合支和相应部位的外痔相互融合为混合痔。男女老幼皆可发病,其中以 20 岁以上成人占大多数,男性略多于女性,并随年龄的增长发病率增高。

## 第二节　病因、病理

### 一、病因

痔发生的确切病因目前认识尚不清楚,但主要与以下因素有密切关系。

**(一)体位因素**

痔的发生与人类的直立体位有明显的关联,因为未发现四肢行走的动物有痔病发生。

**(二)解剖因素**

肛门、直肠位于人体下部,其血管网因重力作用,影响了肛门、直肠的血液回流,且痔静脉无瓣膜,故易发生曲张。

**(三)感染因素**

痔静脉丛的血管内膜炎和静脉周围炎可导致部分血管壁纤维化,脆性增加,变薄,使局部静脉曲张。

**(四)排便因素**

粪便不易排空,对直肠下段、肛管部产生较大压力,使血管受压;排便次数过多,或时间太长,腹压增加,使肛门、直肠静脉回流障碍。

**(五)饮食因素**

过度饮酒,食辛辣刺激性食物,使直肠下部及肛垫充血水肿,出血。

**(六)遗传因素**

痔的发病具有明显的遗传倾向,父母患有痔,子女发病率明显高于普通人群。

**(七)职业因素**

久蹲、久坐等职业如司机、电焊工等发病率较高。

**(八)其他因素**

妇女妊娠,分娩时腹压增加直接影响肛门、直肠静脉血液回流,使静脉曲张,是女性痔发生和加重的重要因素。

**二、病理及发病机制**

目前,对于痔的发病机制仍不十分清楚,主要有以下几种假说。

**(一)静脉曲张学说**

认为因人体直立,痔静脉没有瓣膜,肛门括约肌痉挛,腹压增加,粪便嵌塞等原因导致肛门直肠静脉回流障碍,痔静脉扩张、扭曲形成。对切除的痔组织无论内痔还是外痔均可见薄壁扩张的血管,或充血,或见血管内血栓。

### （二）血管增生学说

一般认为齿线以上的黏膜下组织含有大量的窦状血管、平滑肌、弹力纤维及结缔组织等，组成直肠海绵体，随着年龄的增长出现增生、肥大而形成痔。

### （三）肛垫下移学说

齿线以上的黏膜及黏膜下层存在着静脉丛、Treitze 肌、结缔组织，它们共同组成肛垫，是位于齿状线上 1.5 cm 左右的环状海绵样组织带，亦称为直肠海绵体，属于正常解剖结构。由于内括约肌的收缩，肛垫借 Y 形沟分割为右前、右后及左侧 3 块，此即所谓的"痔好发部位"，起着肛门垫圈的作用，协助括约肌以完全封闭肛门。当肛垫增生、肥大，或因肛门直肠壁的支持固定发生改变而松弛，或肛门括约肌的紧张度发生改变，使得肛垫向下移位而成痔病。内痔不是曲张的直肠上静脉终末支，而是肥大移位的肛垫，这一观点已获得大家的初步认同。肛垫内正常纤维弹力结构的破坏伴有肛垫内静脉的曲张和慢性炎症纤维化，肛垫出现病理性肥大并向远侧移位后形成内痔。

### （四）肛管狭窄学说

认为各种原因造成肛管狭窄，粪便通过肛管时阻力增加，使痔静脉丛受到挤压，引起静脉扩张、损伤、血栓形成而发本病。

### （五）细菌感染学说、肛门括约肌功能下降学说等

痔与静脉丛的关系：内痔临床上最为多见，位于齿线上方，表面被直肠黏膜所覆盖。根据内痔脱出的程度，将内痔分为 4 度：见本章第三节诊断。

外痔位于齿状线下方，表面被肛管皮肤覆盖。分为结缔组织外痔、静脉曲张性外痔和血栓性外痔。结缔组织外痔多为肛门损伤、慢性炎症刺激导致肛门周围结缔组织增生所形成的皮赘。切除组织病理检查可见皮下大量纤维组织增生。当结缔组织外痔发生感染、充血或水肿时可发展成为炎性外痔。静脉曲张性外痔为排便、久蹲或腹压增高时肛缘皮下静脉扩张、扭曲形成淤血的静脉团，多呈半球形或不规则结节状突起，柔软，无痛，平卧或降低腹压后又可消失。切除组织病理检查可见皮下大量薄壁扩张的血管，血管内淤血。当曲张的静脉血管受损或炎症刺激其内可形成血栓，发展成为血栓性外痔。血栓外痔病理检查可见薄壁扩张血管，其内见血栓。

混合痔是内痔通过静脉丛和相应部位的外痔静脉丛相互整合而形成，位于齿状线上下，表面被直肠黏膜和肛管皮肤覆盖。内痔发展到Ⅱ度以上时多形成混合痔（图 4-1）。

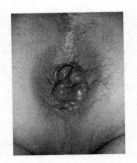

图 4-1　混合痔

　　混合痔进一步发展,当脱出内痔及相应外痔在肛门口周围呈梅花状或环状时,称为"环形痔"。脱出的痔若被痉挛的括约肌嵌顿,以致发生水肿、淤血甚至坏死,临床上称为嵌顿性痔或绞窄性痔。

　　综上所述,内痔的发病是在多种病因的作用下,首先肛垫内动静脉血管,支持结构及纤维结缔组织发生曲张、炎症、增生等病理改变,引起肛垫充血、出血、下移而发为内痔;肛缘皮下静脉血管曲张、淤血、血管内血栓形成或因慢性炎症刺激出现皮肤及皮下纤维组织增生,有时合并炎症出现充血、肿胀而发为外痔。目前关于痔的病因、发病机制及病理变化仍有待于进一步研究。

# 第三节　临床表现与诊断

## 一、临床表现

痔病主要分内痔、外痔和混合痔,其临床表现各有特点,分述如下。

### (一)内痔

便血和脱出是其主要症状。

### 1.便血

　　其特点是发生在排便过程的无痛性鲜红色血流出,呈滴血甚至喷射出血,排便末尾有便纸染血。便血可反复发作,有自行缓解倾向,长期慢性出血可发生贫血。出血非血红色或与粪便混合,需注意排除其他下消化道疾病引起的出血(图 4-2)。

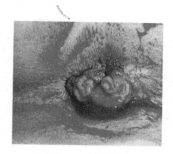

图 4-2　痔出血

**2.脱出**

排便后痔核脱出肛外,初期可以自行回纳,逐渐发展至需手还纳,严重者痔核脱出后难以回纳,在稍加腹压如负重、咳嗽时亦可脱出。脱出可伴有黏液渗出,引起肛门潮湿、坠胀、疼痛和瘙痒等不适感,影响患者的生活质量(图 4-3)。

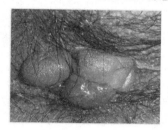

图 4-3　痔核脱出

**3.痔嵌顿**

内痔脱出合并有括约肌痉挛时,痔核受到夹持,痔体的静脉、淋巴回流受阻,痔核迅速增大、变硬,嵌顿在外无法回纳,出现肛门剧烈疼痛、里急后重、排尿困难等急性痔病表现(图 4-4)。

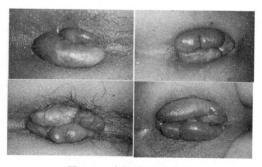

图 4-4　痔核嵌顿并水肿

**(二)外痔**

平时仅有异物感,便后或劳累时体积稍微增大,平卧休息后可以恢复常态。

合并炎症或血栓形成时,表现为局部肿胀,剧烈疼痛。

### (三)混合痔

兼有内痔和外痔的症状。

## 二、诊断

### (一)诊断方法

根据典型的病史,结合肛门视诊、肛周触诊、肛门指检及肛门镜检查即可诊断,视诊及触诊可见肛缘皮赘松弛,呈单个或多个突起,柔软无触痛。发生炎症时皮赘红肿发亮,触痛较甚。发生血栓形成时皮下可触及圆形质硬肿块,可移动,触痛明显。肛门镜检查可见齿线上方有暗红色结节向肛门镜内突出,通常位于右前、右后和左正中处,边界清晰,黏膜表面可有充血、糜烂。蹲位检查可以更清楚地观察到痔核的部位、大小、数目和出血点。伴发痔嵌顿时内痔及肛缘皮肤高度肿胀,黏膜和皮下可见广泛血栓形成,黏膜表面可见坏死、脓苔和溃疡。

### (二)分类

根据痔核所在的部位分为内痔、外痔和混合痔。

### (三)内痔的分度

根据症状的严重程度分为 4 度。

(1)Ⅰ度:便时带血,滴血,便后出血可自行停止;无痔脱出。

(2)Ⅱ度:常有便血;排便时有痔脱出,便后可自行还纳。

(3)Ⅲ度:可有便血;排便或久站及咳嗽、劳累、负重时有痔脱出,需用手还纳。

(4)Ⅳ度:可有便血;痔持续脱出或还纳后易脱出。

## 三、鉴别诊断

即使有痔存在,也应该注意与直肠癌、直肠息肉、直肠黏膜脱垂和肥大肛乳头等疾病进行鉴别。

### (一)直肠癌

因其初期症状不典型,常易被误诊为内痔,应特别警惕。其特征性表现为粪便带有暗红色黏液脓血,所以,鉴别时需特别注意便血的颜色和性状。直肠指检是发现肛管直肠肿瘤重要的检查方法,直肠癌在指诊下可扪及高低不平而质硬的肿块,肠腔常狭窄。值得注意的是,内痔与直肠癌同时并存的情况并非少见,应避免仅满足于痔的诊断而忽视了对直肠癌的排查。

### (二)直肠息肉

多为红色椭圆形肿块,有蒂与肠壁相连,排便时可脱出肛门外,多为单个,易出血,血色鲜红,附着在粪便表面。

### (三)直肠黏膜脱垂

脱出物呈环状,色鲜红,表面光滑,无分界线,出血少见。

### (四)肛乳头肥大

呈三角形或锥形,大便时脱出肛外,多为单个,黄白色,质硬,形小,不出血,能回纳。

# 第四节　非手术治疗

症状性痔的保守治疗包括饮食和生活调节、各种药物和栓剂或霜剂、门诊治疗等。

## 一、药物治疗

### (一)饮食习惯和生活方式

无论是采用药物治疗还是手术治疗,都必须进行饮食和生活的调节,因其有益于防止痔症状的复发。最终的目的是要维持大便的软化,避免排便努挣,包括食用高纤维饮食,每天摄入 20～35 g,或服用补充纤维素类药物,如甲基纤维素、聚卡波非等,可以调节粪便的硬度。除了增加高纤维饮食外,还要增加水的摄入量,以软化粪便,减少便秘的发生。另外,改变如厕的不良习惯,如长时间蹲厕或阅读,减少排便努挣和腹压,对痔的预防和治疗也是很重要的。

### (二)药物和霜剂

尽管应用药物治疗痔病的文献报道较少,还缺乏临床有效的证据,但临床上有很多药物,包括局部用麻药、局部用激素、静脉张力剂、栓剂和坐浴等。特别是热水坐浴(40 ℃)能减轻水肿,缓解括约肌痉挛。栓剂的效果相对较差,会引起患者不适,通常在直肠内溶解,而不在肛管。局部用霜剂有一定效果,但并不能治愈,最好不要长时间应用,会引起局部的皮肤反应和过敏。局部也可以用一些矿物油、凡士林等皮肤保护剂,可以缓解局部瘙痒和不适,保护肛管炎性皮肤,减轻排便疼痛,但也只能缓解局部症状,不能治愈,所以外科医师很少推荐使用。

## 二、内痔的门诊治疗

### (一)胶圈套扎

胶圈套扎(rubber band ligation,RBL)是治疗Ⅰ、Ⅱ和Ⅲ度痔的较常用方法,可以在门诊进行,不需要作局部麻醉,也不需要灌肠进行肠道准备。1963 年 Barron 最初介绍该技术,其原创性研究应用胶圈套扎治疗 50 例患者取得了成功。方法是将胶圈放置于齿线上约 1 cm 以上的痔黏膜(图 4-5),阻断被套扎的多余黏膜的血供,套扎 5～7 天后,组织坏死脱落,形成一小溃疡,小溃疡愈合后使周围组织固定在内括约肌上。建议在首诊时只套扎一个最大的痔核,以确定患者的耐受性。在随后的复诊过程中,可同时套扎 2 个或以上的痔核,但多次套扎可增加并发症的风险。

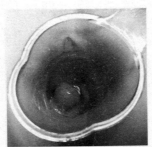

**图 4-5　肛门镜检见放置胶圈后的痔核**

目前市场上使用的痔套扎器有多种,有手动抓持式(图 4-6)和负压吸引式套扎器(图 4-7)两种,将套扎的直肠黏膜组织拽入器械中。吸引式套扎器采用负压吸引将多余黏膜吸入套扎筒内,将胶圈套在痔核根部,外科医师无需助手即可操作。该套扎器的主要缺点是套扎筒容积较小,因而减少了套扎的组织量。使用传统套扎器时,外科医师一手抓持痔组织的同时,另一手放置胶圈,故需要助手的协助。与吸引套扎器不同,使用传统套扎器时,外科医师在放置胶圈之前能检查组织的感觉功能,若胶圈过于靠近齿线,可引起瞬间的剧痛,此时必须立即拆除胶圈。

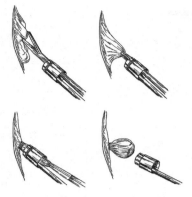

图 4-6　手动抓持式痔套扎器

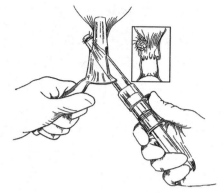

图 4-7　负压吸引式痔套扎器

RBL 所导致的并发症发生率为 0.5%～0.8%,通常比较轻。研究发现并发症发生率与一次治疗放置的胶圈数有关。可能发生的并发症包括坠胀感和不适、剧烈疼痛、脓肿形成、尿潴留、出血、胶圈滑脱和脓毒症。约 30% 的患者在套扎术后出现疼痛,但程度较轻,用一般的镇痛药即可控制。

RBL 的成功率为 50%～100%,取决于治疗后随访时间的长短以及痔的严重程度(Ⅰ度和Ⅱ度痔的成功率较高)。部分研究显示约 68% 的患者在随访 4～5 年后症状复发,但再作 RBL 治疗通常可消除症状,仅 10% 的患者须行痔切除手术。

有学者对胶圈套扎治疗的 750 例患者进行了一项大样本回顾性研究,对其有效性、安全性、患者生活质量以及早期和远期疗效进行评估。63% 的患者行 1 次套扎治疗,34% 的患者行 2 次套扎治疗,2% 的患者行 3 次套扎治疗。结果发现 RBL 治疗的有效率达 92.8%,治愈率达 86.6%。该研究发现Ⅱ度痔的治疗效果与Ⅲ度痔无显著差异。有 7% 的患者在 RBL 治疗后出现并发症,包括疼痛、轻度直肠出血、会阴部脓肿。随访期间 11% 的患者在初始治疗 2 年后症状复发,套扎前后的肛门直肠测压没有显著差异。

在做套扎治疗之前详细询问患者使用抗凝药物的病史非常重要。使用华法林或肝素是 RBL 的一个绝对禁忌证,因为有血肿形成和出血风险,尤其是术后 5～7 天当套扎组织脱落时。若患者服用阿司匹林或抗血小板凝聚药物,例如,硫酸氢氯吡格雷(波立维),则有出血风险,在进行套扎治疗前后 5～7 天内,应避免使用这些药物,以尽量减少出血风险。若患者无法停用华法林、肝素或抗血小板药物,最好应用其他治疗方法,例如,硬化注射疗法,可以降低出血风险。

### (二)硬化剂注射治疗

1869 年由 Morgan 医师首先应用于治疗Ⅰ、Ⅱ度痔。将约 5 mL 5％酚甘油剂、5％奎宁脲(或23.4％高渗盐水)注入痔核基底部黏膜下层,可导致血管血栓形成及周围结缔组织硬化、痔核萎缩和固定。在齿线上 1～2 cm 处内痔基底部黏膜下层注射 2～3 mL 硬化剂,每次治疗只注射 2～3 个痔核,硬化剂应注入黏膜下层,尽量避免注入黏膜层或肌层,以免引起黏膜脱落、溃疡,减轻术后疼痛,减少出血、尿潴留及脓肿等并发症的风险,12％～70％的患者治疗后有钝痛。硬化疗法的最佳适应证是Ⅰ度和Ⅱ度内痔,对抗凝治疗的患者,硬化疗法是最安全的选择。内痔伴有炎症、血栓形成或溃疡坏死,都不适合做硬化注射治疗,外痔、肛裂、肛瘘和肿瘤是硬化注射的禁忌证。门诊治疗在肛门镜下即可操作,无须麻醉。约30％的患者在初始注射硬化剂 4 年后症状复发,大部分患者硬化注射治疗后短期随访是有效的,但远期复发率高,没有其他治疗方法疗效好。

有学者认为硬化注射疗法已有 100 多年的历史,对部分痔病患者的治疗是一种合理的选择,特别是对有出血症状的Ⅰ度、Ⅱ度内痔或者不能耐受套扎治疗的患者是有效的。硬化注射治疗最好一次完成,不要多次注射,以避免形成肛门直肠狭窄和肛门坠胀不适等并发症的发生。

### (三)双极电凝和红外凝固疗法

双极电凝和红外线凝固疗法(IPC)可使痔组织凝固,并最终导致痔血管根部硬化及治疗部位的组织固定。已证明 IPC 可成功治疗Ⅰ、Ⅱ度痔,应用双极电凝治疗Ⅰ、Ⅱ、Ⅲ度痔的有效率为88％～100％,但不能消除脱垂组织,有 20％的患者需要做痔切除术。

双极电凝疗法是一种电灼治疗方法,在痔核基底部采用 1 秒(s)20 瓦(w)脉冲,直至痔黏膜下组织凝固,组织穿透深度为 2.2 mm,较 IPC 略浅。IPC 疗法是利用卤钨灯产生的红外线辐射,通过一种聚合物探头对痔组织作红外照射。红外光转换为热能,导致组织蛋白凝固并产生炎症反应、焦痂及瘢痕形成。探针头须置于痔核基底部,以成功传递脉冲能量 0.5～2 秒,每次的组织穿透深度均为 2.5 mm,每一个痔体需照射 3 或 4 次,每次治疗可照射多个痔,控制Ⅰ、Ⅱ度痔出血的成功率达67％～96％,并发症比较少见,但治疗后可出现疼痛,也会发生肛裂,尤其是在治疗时探头离齿状线太近。

### (四)静脉张力增强剂

微粒化纯化黄酮制剂(MPFF)是一种增强静脉张力的黄酮类药物,可作为

Ⅰ、Ⅱ度痔的替代治疗,在欧亚应用较普遍。MPFF增强静脉张力,抑制前列腺素的释放,且已证实可减轻Ⅰ、Ⅱ度痔引起的急性期症状。MPFF注射可在门诊进行,不需要进行肠道准备。Yuksel等研究发现,与硬化疗法相比,MPFF治疗的长期成功率较低,很可能是因为在MPFF的注射部位没有瘢痕形成。

评价:Johanson、Rimm对所有门诊治疗方法——硬化注射、胶圈套扎、双极电凝和红外光凝进行了一项荟萃分析,共纳入5个研究,862例Ⅰ、Ⅱ度痔患者,分别行硬化注射、胶圈套扎、红外光凝治疗。认为胶圈套扎的疗效要优于硬化注射和红外光凝,但胶圈套扎引起的术后疼痛发生率要显著高于其他两种方法,所以Johanson更赞成红外光凝作为非手术的治疗选择。

Macrae也做了同样的荟萃分析,共纳入23个研究,比较了硬化注射、胶圈套扎、红外光凝、痔切除术和扩肛治疗Ⅰ、Ⅱ、Ⅲ度痔,也得出同样的结论,认为胶圈套扎的疗效要优于硬化注射、红外光凝和其他方法,但会引起疼痛,并推荐胶圈套扎作为治疗Ⅰ、Ⅱ、Ⅲ度痔的一线选择。有学者同意MacRae的观点,建议胶圈套扎作为门诊治疗是安全有效的。

# 第五节 手术治疗

## 一、开放式或闭合式切除术

症状性痔的外科治疗历史上有很多种手术方式,包括Milligan-Morgan、Ferguson、Parks和Whitehead手术。痔切除术适用于合并内痔和外痔的混合痔或Ⅲ、Ⅳ度痔患者,尤其适用于其他治疗方法无效或病情加重的患者。临床上有5%～10%的症状性痔患者需行痔切除手术。在与患者进行痔手术术前谈话时,对术后恢复、可能出现的并发症和手术对肛门功能的影响要做详细说明。

开放式痔切除术,也称为Milligan-Morgan痔切除术(MMH),在英国及欧盟区最常用。该术式需要切除内痔和外痔组织,在痔蒂部缝扎,齿线上黏膜缺损可闭合,皮肤切口开放,在4～8周内愈合(图4-8)。闭合式痔切除术或Ferguson痔切除术(FH)在美国较常用,与MMH手术相似,不同之处在于Ferguson手术是通过连续缝合闭合皮肤切口(图4-9)。

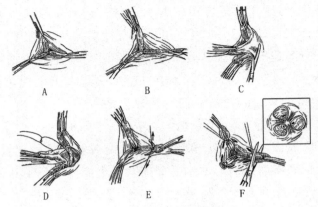

**图 4-8 开放式痔切除术**

A.用血管钳钳夹外痔并向外牵拉；B.再钳夹牵拉内痔；C.用剪刀或电刀分离切除外痔；D.在内痔基底部作贯穿缝扎；E.打结；F.切除结扎点远端的痔核组织并完成三个象限的痔切除术

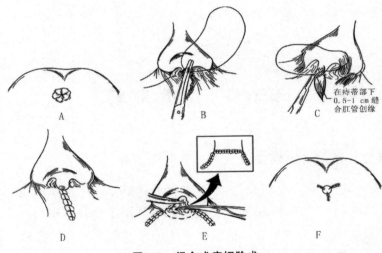

在痔蒂部下 0.5~1 cm缝合肛管创缘

**图 4-9 闭合式痔切除术**

A.环状脱垂性痔；B.缝扎痔蒂部；C.在痔蒂部下 0.5~1 cm 连续缝合肛管创缘；D.缝合完毕；E.切口间皮赘予弧形切除横形缝合；F.手术完毕

　　虽然开放式和闭合式痔切除术成功率很高，但术后疼痛仍是一大障碍。不像门诊治疗的患者可很快恢复正常活动，而行痔切除的患者 2~4 周内不能进行日常活动。结合应用阿片类镇痛药、NSAID、肌松剂和局部物理治疗（如坐浴和冰袋）可成功治疗术后疼痛。

　　Gencosmanoglu 等开展了一项开放式和闭合式手术的对比研究，旨在通过比较两者的手术时间、镇痛药需要量、住院时间、并发症发生率、恢复工作时间以及愈合时间,以确定两种手术方法的结果是否存在差异。研究者发现与闭合式手术(45±8分钟)相比,开放式痔切除的手术时间(35±7分钟)明显缩短,住院时间和恢复工作时间未见显著差异,与开放式手术(3.5±0.5周)相比,闭合式手术的平均愈合时间(2.8±0.6周)明显缩短,采用FH的患者,术后初期可能需要更多的止痛药,也容易发生诸如尿潴留和肛门狭窄等并发症。Arbman也进行了同样的研究,比较了MMH和FH两种方法,认为FH对减轻术后疼痛并没有优势,但愈合更快,其他结果没有差异。

**二、超声刀痔切除术**

超声刀也可用于进行开放式或闭合式痔切除术。超声刀的优点包括可减少焦痂形成、减轻术后疼痛以及促进伤口愈合。

Sohn等应用超声刀行开放式与闭合式痔切除术进行了对比研究,共纳入42例患者,其中13例行闭合式痔切除术,29例行开放式痔切除术,开放手术组并发症的发生率较高,为13.8%,而闭合手术为7.7%;另外,开放手术较闭合手术更有可能发生术后疼痛和出血,两组最常见的术后并发症为尿潴留,常见于进行椎管麻醉的患者。尽管该研究样本量较小,却发现开放创面可显著缩短手术时间,进而降低手术费用,尽管使用超声刀可增加额外费用。

**三、LigaSure痔切除术**

Milligan-Morgan(开放式)痔切除术的另一替代方法是LigaSure痔切除术,应用结扎速血管闭合系统行痔切除手术,适用于治疗Ⅲ、Ⅳ度痔。该设备是通过压力和电能的结合,可凝固闭合管径达7 mm的血管,并可使热播散损伤限制在0.5~2 mm邻近组织内。

在一项随机临床研究(RCT)中,Tan等(2008年)采用LigaSure血管闭合系统行痔切除术与开放式电切除术进行了比较,尽管两者术后疼痛比较无显著差异,但LigaSure组手术时间明显缩短、术中出血明显减少以及伤口愈合明显改善,LigaSure组有60%的患者在术后3周创口完全上皮化,而电切除术组仅为19%。Bessa也对LigaSure痔切除与电切除术进行了比较,发现LigaSure组术后7天每天疼痛评分中位数明显低于电切除术组,LigaSure痔切除组术后并发症的发生率为3.6%,而电切除术组为12.7%,但两者比较无统计学差异,LigaSure组没有发生出血,而电切除组有3.6%的患者在手术当晚发生出血,须在麻醉下进行止血。尽管术后第1周复查,LigaSure组所有创口均开放,但在术后第6周均愈合,而电切除组仅有 80% 的患者创口完全愈合。

Nienhuijs 对 LigaSure 痔切除术研究做了一项荟萃分析,结论认为应用 LigaSure 行痔切除手术能减轻术后疼痛,并减少术后并发症的发生,特别是对提高患者对手术的耐受性具有明显的优势。Milito 也做了同样的荟萃分析,认为 LigaSure 痔切除技术手术快,术后疼痛轻,住院时间短,恢复快。有学者在临床也喜欢使用 LigaSure 行痔切除手术,结果与上述研究的结论是一致的,LigaSure 的应用能使痔切除手术简单化。

### 四、多普勒超声引导下经肛门痔动脉结扎术

多普勒超声引导下经肛门痔动脉结扎术(transanal hemorrhoidal dearterialization,THD)是一种治疗痔病的新方法。将多普勒超声传感器插入肛管后顺时针转动,以确定痔上动脉终末支并结扎。从传感器传出的动脉血流声可定位痔动脉的分支,然后予缝扎(图 4-10)。术后并发症包括出血、血栓形成、疼痛等,该技术的优点是术后疼痛轻,操作简便,并发症少。Faucheron 对 100 例患者随访 3 年发现,复发率为 12%,并发症发生率低(6%)。自该技术出现以来,设备已数次更新换代,尽管未广泛应用,但研究一致表明术后疼痛轻,代价是复发率略高于传统痔切除手术。Giordano 对多普勒超声引导下经肛门痔动脉结扎术的研究做了一项系统分析,共纳入 17 项研究,总计 1 996 例患者,术后疼痛的发生率 18.5%,仅有 3 例发生术后出血,无其他重大并发症,大部分患者 2～3 天内恢复日常活动,随访一年以上脱垂的复发率 10.8%,出血的复发率 9.7%,其中Ⅳ度痔的复发率更高(11.1%～59.3%),认为 THD 是治疗Ⅱ-Ⅲ度痔的有效方法。Theodoropoulos 和 Forrest 等研究认为痔动脉结扎结合痔体的缝扎固定能提高疗效(图 4-11)。

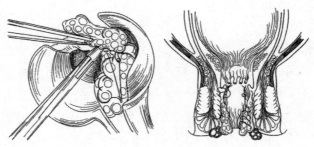

**图 4-10　超声引导下的痔动脉结扎,并结合痔体的连续缝扎,悬吊和固定痔核**

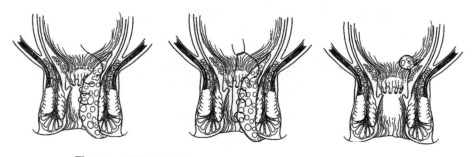

**图 4-11　痔体作连续缝扎 3～5 针,头尾打结,悬吊和固定痔核**

## 五、吻合器痔上黏膜环切术(PPH)

1998 年 Longo 提出了吻合器痔固定术(stapled haemorrhoidpexy,SH),或称为吻合器痔上黏膜环切术(procedure for prolapsed hemorrhoids,PPH),并作为传统的 Milligan-Morgan(开放式)痔切除术的替代方法,用于环状脱垂性内痔的手术治疗。通过应用33 mm钛钉吻合器(图 4-12),将荷包线放置于齿线上3～4 cm 处,环形切除痔核上方的黏膜及黏膜下层(包括部分痔核组织),使近端与远端黏膜及黏膜下层形成环形吻合(图 4-13～图 4-16),切断痔上动脉终末支、减少远端痔静脉丛的血供,悬吊并固定痔核。

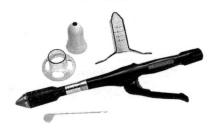

**图 4-12　PPH 吻合器(HCS33),环形扩肛器(CAD33),荷包缝扎肛门镜和带线器**

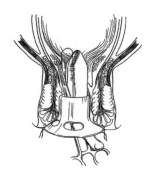

**图 4-13　在齿线上 3～4 cm 缝合荷包线**

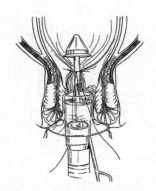

图 4-14　打开吻合器插入肛管,将荷包线收紧打结,固定在中心杆上,

用带线器分别将荷包线从两个侧孔牵出

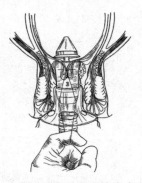

图 4-15　向下牵引荷包线并保持张力,同时闭合吻

合器,将黏膜拉入吻合器头内并击发

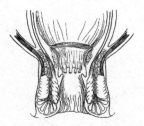

图 4-16　切除痔上黏膜带,悬吊并固定肛管,吻合口位于

齿线上至少 1.5～2.0 cm 比较理想

　　Stolfi 等在一项前瞻性随机对照研究中对 PPH 与 MMH 进行了比较,研究共纳入 200 例Ⅲ度或Ⅳ度痔患者,随机分为 2 组:PPH 组和 MMH 组。结果发现两组手术时间无显著差异,术后第 2 天之后,PPH 组疼痛要明显轻于 MMH

组,PPH组住院时间短,恢复工作时间快,但发生肛裂和残留皮赘的比例明显高于传统手术组。

Sgourakis等对1998—2007年间比较PPH与FH的5项随机对照研究进行了一项荟萃分析,发现PPH的住院时间、术后出血发生率和需要手术止血的发生率与FH相当,但PPH在手术时间、术后疼痛、尿潴留及伤口愈合方面要优于FH。

有学者对比较PPH和MMH的随机对照研究进行了一项系统分析,共纳入29项研究,总计2056例Ⅱ～Ⅳ度痔患者,与传统手术相比,PPH术后疼痛轻、住院时间和手术时间短、恢复正常活动快,总的并发症发生率两者相似,但随访一年以上的PPH术后复发率要高于传统手术。

尽管研究显示与传统的痔切除手术相比,PPH可显著减轻术后疼痛,但多项研究和荟萃分析已证实,PPH术后长期复发率要高于传统手术,特别是Ⅳ度痔。有学者回顾随访PPH手术3年以上102例,出血和脱出症状的复发率分别为14.6%和28.6%。另外,临床上有PPH引起直肠阴道瘘、肠瘘、盆腔脓肿及脓毒血症,甚至死亡等重大并发症的报道,应严格选择使用,临床上特别是环状脱垂性痔或伴直肠黏膜内脱垂的患者适合行PPH手术,具有一定的优势,如伴有外痔或皮赘,可追加外痔切除术。

**六、术后并发症和处理**

外科医师根据患者病情选择适合患者的手术方式对预防和减少术后并发症很重要,在痔病的治疗中尤其如此,痔很少致命,但出现致命的重大并发症令人极其难堪。确实有部分患者可受益于手术切除,通过了解可能的手术风险,外科医师可权衡外科治疗的风险,可以指导患者接受适当的治疗,每例患者均须考虑以下并发症的可能。

**(一)出血**

术后大出血是源自手术时被切割、烧灼或结扎的黏膜下血管开放出血,这可能是由缝线脱落、吻合口裂开、创面感染或排便过程中局部损伤所致。术后出血(即刻、早期或延迟)的风险约为2%,有时在无任何干预的情况下经保守治疗出血会停止,手法压迫或肛管填压止血是有效的。若保守治疗无效,需重返手术室缝扎止血。随着抗凝药物如阿司匹林、氯吡格雷或华法林的使用,出血风险呈增加趋势,在围术期通常应避免使用这些药物。

### (二)尿潴留

尿潴留是痔手术最常见的并发症,有报告其发生率高达 34%。支配膀胱的骨盆神经靠近直肠,在行痔手术时常被刺激,此外,骶神经根可受麻醉选择的影响,尤其是在脊髓或骶管阻滞麻醉的情况下,术后剧痛可导致括约肌痉挛,还有围术期补充液体过量也会加重病情。避免尿潴留的方法之一是在手术时应尽量减少液体输入,以避免膀胱过度充盈,并预留出术后膀胱功能恢复的时间。另外一种常用的方法是坚持让患者排尿后方可出院,如果无法避免尿潴留,则可放置 Foley 导尿管,导尿管通常可在 24~48 小时后顺利拔除。

### (三)感染

创面污染、局部血供、常规细菌暴露及其对免疫力的影响可能与术后创口感染的发生率有关。排便后坐浴或温水盆浴有助于保持伤口清洁。盆腔或会阴脓毒症是痔切除术极为罕见的并发症。对于糖尿病和免疫功能低下等高危患者,包括服用免疫抑制剂或伴有严重并发症(白血病、HIV 感染等),外科医师须谨慎手术。治疗的关键是及早发现,随后给予广谱抗生素、局部清创或行粪便转流术(很少用)。是否预防性使用抗生素仍有争议。

### (四)肛门失禁

近年来,人们对痔手术后肛门的控便功能比较关注,如前所述,痔组织作为"衬垫"具有一定的生理功能,有助于维持肛门的精细控便能力。此外,由于长期的痔病,内括约肌可与痔核形成瘢痕,若采用适当的方法避免痔组织切除,患者术后的控便能力不大可能改变,但患者术后肛门功能受术前肛门功能的影响,因此术前肛门功能差的患者应避免手术干预,以免加重肛门失禁的症状。

### (五)肛门狭窄与外翻

现在肛门狭窄和外翻的并发症已经很少见,这可能是现代外科技术进步的结果,因为外科医师从前辈们的远期结果中汲取了许多经验。虽然肛门狭窄是由于组织切除过多或感染,因此保留至少 1 cm 的皮肤黏膜桥可使肛门狭窄发生的可能降至最低,通过保留足够的肛缘皮肤组织并保持直肠黏膜固定在肛管内可避免外翻形成。治疗包括局部扩张及各种组织瓣推移成形术(图 4-17~图 4-21)。

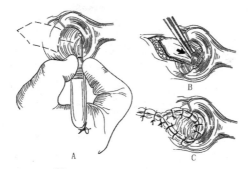

**图 4-17 House 皮瓣成形术**

A.标志 House 皮瓣切口；B.将游离的 House 皮瓣推
进肛管内；C.缝合固定 House 皮瓣

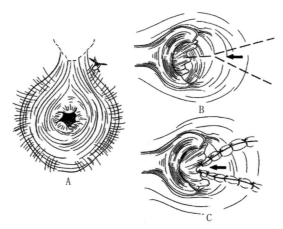

**图 4-18 Y-V 肛门成形术**

A.肛管狭窄；B.标志 Y-V 肛门成形术切口；C.Y-V 肛门成形术完成缝合后

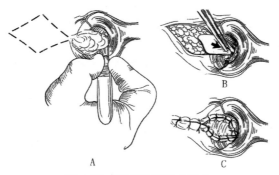

**图 4-19 钻石形皮瓣成形术**

A.标志钻石形皮瓣切口，皮瓣大小与肛管缺损相同；

B.将游离的皮瓣推进肛管内；C.完成缝合后

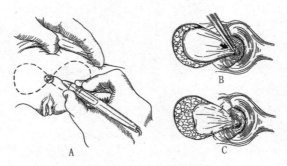

**图 4-20　U 形皮瓣成形术**

A.标志两侧的 U 形皮瓣切口；B.将游离的 U 形皮瓣推进肛管创口
内；C.肛管内皮瓣缝合固定，侧方创口开放

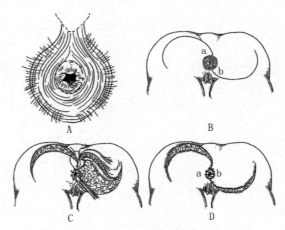

**图 4-21　S 形肛门成形术**

A.切除狭窄或黏膜外翻的标志线（黑色虚线）；B. S 形皮瓣的标志线；C.游
离两侧上下的皮瓣；D.完成缝合后注意皮瓣尖 A 旋转至肛管创口的下方，
皮瓣尖 B 旋转至肛管创口的上方，侧方创口开放，也可以做一期缝合

　　评价：症状性痔（痔病）很常见，可选择局部用药、门诊治疗及住院手术等治
疗方法。胶圈套扎的疗效要优于硬化注射疗法，但会引起疼痛，并推荐胶圈套扎
作为治疗Ⅰ、Ⅱ、Ⅲ度痔的一线选择。痔的手术方法较多，没有一种治疗方法是
完美的，手术治疗的并发症是可以接受的，且疗效可靠。MMH（开放式）仍然是
手术治疗的金标准，特别是用 LigaSure 或超声刀作 MMH，具有明显的优势，有
学者比较推崇。FH（闭合式）愈合快、疼痛轻，在并发症发生率和治愈率方面，与

MMH 相比,这两种手术的长期疗效没有显著差异。痔动脉结扎简便有效,创伤小,适合于Ⅱ、Ⅲ度痔的治疗,疗效与传统痔切除术相似,但治疗Ⅳ度痔的复发率相对较高,可有选择地使用。PPH 手术并不是微创,而且对大多数肛肠小医师来说,风险是不可控的,特别是重大并发症,如直肠阴道瘘、肠瘘等,一旦发生,对患者来说将是灾难性的。开展 PPH 手术要有结直肠外科的技术和使用吻合器的经验,并要经过一定的培训,在有经验的医师指导下进行操作。PPH 手术对治疗环状脱垂性痔或伴有直肠黏膜内脱垂的患者仍具有一定优势。肛肠外科医师应根据患者病情和医院的条件选择适合患者的治疗方法。

# 第五章

# 肛　瘘

## 第一节　概　述

　　肛瘘是指肛门直肠因肛门周围间隙感染、损伤、异物等病理因素形成的与肛门周围皮肤相通,形成异常通道的一种疾病。一般由原发性内口、瘘管和继发性外口三部分组成。内口为原发性,绝大多数在肛管齿线处的肛隐窝内;外口是继发性的,在肛门周围皮肤上,常不止一个。肛瘘是临床常见的肛肠疾病,多由肛门直肠周围脓肿溃破后形成。其临床特点为肛门周围硬结、局部反复破溃流脓、疼痛、潮湿、瘙痒。美国结直肠外科医师协会(ASCRS)制订的《肛周脓肿和肛瘘治疗指南》认为:肛瘘是肛门直肠周围脓肿的慢性期,以慢性流脓或周期性疼痛为特征,这是因为脓肿再次形成并间歇性自发性地排出,超过50%的患者有肛周脓肿的自然病史,由于肛门脓肿持续存在和/或管道上皮化而形成肛瘘。

## 第二节　病因、病理

### 一、病因

#### (一)发病率

　　1984年报道肛瘘的发病率是8.6%,2007年来自于欧洲的数据显示,西班牙发病率为1.04%,意大利为2.32%。在美国和芬兰的研究表明男女比例为2∶1。2/3的患者首发症状在30～40岁。可能存在季节因素,高发在春季和夏季。在我国肛瘘约占肛肠病发患者数的 1.67％～3.6％,可发生于不同性别、年龄,以 20～40 岁的青壮年多见,婴幼儿发病者亦不少见;男性多于女性,男女比例为 (5～6)∶1;病程长短不一,从数月至数十年不等。

### (二)病因

肛瘘和肛周脓肿分别属于肛周间隙化脓性感染的两个病理阶段,急性期为肛周脓肿,慢性期为肛瘘。1880 年法国解剖学家 Hermann 和 Desfoses 发现肛腺以来,肛腺感染一直为人们公认的肛瘘发病学说。联合纵肌是肛周结缔组织系统感染的集散地,感染和脓肿自肛腺沿联合纵肌纤维向其他间隙蔓延。肛门括约肌间间隙及中央间隙与肛门直肠壁紧邻,组织疏松,淋巴组织丰富,血管、神经稀少;间隙内的肛腺与淋巴管直接与肛直肠相通,病菌常可经此途径入侵。临床上 90％的肛瘘内口位于肛腺处。据 Goligher 报道后方隐窝炎发病率为 85％,前方占 13％。

肛瘘的病因主要是细菌感染,以大肠埃希菌、结核分枝杆菌、变形杆菌为主,可以为单一病因引起,也可以由多种原因共同致病。肛瘘的感染的区域及分类取决于瘘管与肛门括约肌的关系:括约肌间、经括约肌、括约肌上方、括约肌外方。其中括约肌间瘘管发生率55％～70％,是最为常见的类型。经括约肌瘘管发生率20％～25％;括约肌上方瘘管发生率 1％～3％;括约肌外方瘘管发生率 2％～3％,多考虑外伤及炎症性肠病为其诱发因素。

肛瘘的病因学说大致归纳为以下几类。

#### 1.肛腺感染

大约从 20 世纪 50 年代以后,肛腺在肛门直肠周围感染中的作用,才逐渐受到愈来愈多的学者们的重视。这是目前公认的肛瘘形成的病因,占 90％以上。肛门后侧是肛腺相对集中及排便时受冲击力最大的区域,肛窦最易受伤感染。这个学说从理论上揭示了肛腺的重要性在于它是感染入侵肛周组织的门户。在临床实践上强调,正确查找和彻底清除原发病感染灶,即感染的肛隐窝、肛腺及肛腺导管,是肛瘘手术成功的关键之一。

#### 2.肛门损伤、异物

肛门直肠手术、外伤、注射、灌肠、肛门检查等导致肛门损伤,引起感染。此类肛瘘的内口即是肛管或直肠段损伤处,与肛窦无关。

#### 3.特殊感染

结核分枝杆菌、放线菌等引起肛门直肠感染。

### 4.中央间隙感染

Shafik 认为细菌侵入肛周组织的门户不是肛窦,而是破损了的肛管上皮;不是沿肛腺形成括约肌间脓肿,而是在中央间隙内最先形成中央脓肿,继而向四周蔓延形成肛瘘。这一理论还有待临床实践证实。

### 5.其他因素

糖尿病、白血病、再生障碍性贫血等全身性疾病,多发性直肠息肉、直肠癌、克罗恩病、骶前囊肿、溃疡性结肠炎等局部疾病;骨源性感染、皮肤源性感染、血源性感染等;以及性激素、免疫因素等。有人推测肛隐腺可能类似皮脂腺作为性激素的靶器官,随着年龄的变化,直接影响肛隐腺的增生和萎缩。新生儿或乳幼儿体内,有一段时期雄激素的水平较高,可能是新生儿肛瘘发病的主要原因。报道提示炎症性肠病患者病变范围在小肠,肛周感染的发生率为 $10\%\sim15\%$,而如果炎症波及直肠肛周感染发生率超过 $50\%$。随着克罗恩病发病率升高,肛瘘作为其并发症的发生率为 $22\%$,而且其临床病程是不可预测的。克罗恩病或以前的放疗病史会影响肛瘘治愈率。

## 二、病理学

肛瘘有原发性内口、瘘管、支管、和继发性外口。很少发现同时存在两个肛瘘且有不同的内口或者外口的患者,其发生率仅 $2\%\sim4\%$。

病理学检查提示,一般肛瘘的内壁是由炎性肉芽组织构成,存在成纤维细胞、血管内皮细胞和组织细胞增生,伴有淋巴细胞、浆细胞和巨噬细胞等慢性炎细胞浸润,同时局部的被覆上皮、腺上皮和实质细胞也可增生。管壁外层有大量纤维组织。急性感染期时有大量白细胞、淋巴细胞、浆细胞浸润。慢性炎症时由于致炎因子的刺激较轻并持续时间较长,局部病变多以增生改变为主,变质和渗出较轻;由于瘘管与直肠相通,粪便可经常进入瘘管内,导致瘘管组织往往有多核巨细胞和较多单核细胞出现,或可见较多的嗜酸性粒细胞浸润。

结核性肛瘘在管壁内可见到结核性肉芽组织甚至干酪样坏死,确诊需 Ziehl-Neelsen 染色的镜下提示分枝杆菌的培养。克罗恩病患者更多地表现为肛门疾病,除了肛瘘,还可以见水肿的肛乳头、广基的溃疡、肛管纤维化增生等表现。肛瘘很少发展成为癌,肛腺区域的长期慢性炎症被认为是恶变的因素。但是这一类的临床报道少见。肛周克罗恩病可使肛管癌的发生率增加。

# 第三节 临床表现与诊断

## 一、临床表现

肛瘘常有肛周脓肿自行溃破或切开排脓的病史。主要症状是肛门肿胀、疼痛、溢液反复发作。如外口闭合脓液积存,局部呈红肿,则有胀痛。封闭的外口可再破溃,或在附近穿破形成另一新外口。若外口破溃,引流通畅,脓水流出,则胀痛迅速减轻或消失。有时脓性分泌物刺激肛周皮肤,会有瘙痒感。继发于克罗恩病、肠结核、溃疡性结肠炎或放线菌病的患者,常有发热、贫血、消瘦、腹痛、腹泻、食欲缺乏等全身症状。也应排除 AIDS、癌症和淋巴瘤等全身性疾病。

## 二、诊断

### (一)视诊

可观察外口的数目、部位等情况。外口距肛缘较近,表明瘘管单纯;多个外口距肛缘较远,说明瘘管复杂;外口的数目和位置对寻找内口可能有帮助。根据 Goodsall 定律(图 5-1),在肛门正中点划一横线,若肛瘘外口在此线前方,瘘管常呈放射状直线走行,内口位于外口的相应位置;若外口在横线后方,瘘管常呈弯型,内口多在肛管后正中处。

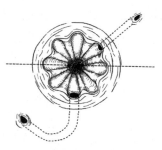

图 5-1 Goodsall 定律示意图

### (二)直肠指诊

自外口可触及皮肤下方条索状质硬结构,沿硬索进入肛管,若扪及硬结或凹陷处多为内口,直肠双合诊有助于确定瘘管和括约肌的关系。麻醉下施行该检查,结果更准确。

### (三)肛门镜检查

插入肛门镜后观察,内口多在充血红肿的肛隐窝处,自外口挤压瘘管。若见脓液自内口向肠腔溢出,则可确定内口的位置。

### (四)探针检查

因易引起患者疼痛,探针多在手术中使用,很少用于诊断。探针自外口探入,可查明瘘管的走向和内口的位置。探查时,手法必须轻柔,严禁强行用力,以防形成人工假道。

### (五)瘘管注液检查

常用亚甲蓝液,自外口注入,使瘘管管壁着色,显示内口位置,确定瘘管的数量和走向。该法尤适用于复杂性肛瘘和复发性肛瘘的诊断,可防止遗漏支管和窦腔,提高手术治愈率。也可用牛奶、过氧化氢液等其他液体作瘘管注液检查,有助于寻找内口。

### (六)影像学检查

在肛瘘的诊断中,影像学检查有着重要意义;其中腔内三维立体超声识别内口、瘘管的准确率接近90%,磁共振成像(MRI)>90%。上述两种方法中的任何一种方法结合麻醉下查体的联合诊断的正确率会明显提高。传统的瘘管造影检查因准确率低于16%,已被逐渐摒弃。

1.直肠腔内超声检查

该方法可以显示原发瘘管和肛门括约肌的关系,并且能够确定内口的位置,从而为医师的治疗决策提供有价值的信息,因此,可减少失禁和复发的风险。研究发现直肠腔内超声检查能够发现大部分的括约肌间和经括约肌的瘘管,但不能检测到离直肠腔较远的括约肌外和括约肌上瘘管;对手术或创伤形成的瘢痕和瘘管亦难以鉴别。

2.MRI检查

MRI检查能从矢状位、冠状位及横截位获得理想的影像图片,准确定位内口,充分显示肛管直肠肌与瘘管的关系,尤其是离直肠腔较远的可能会被遗漏的脓腔和瘘管;并能准确分辨瘘管与瘢痕显示的不同影像学信号,准确诊断瘘管。研究发现,比单纯应用直肠指诊或手术探查更能确认继发性瘘管和更准确地确认复杂肛瘘,从而提高手术的治愈率。MRI检查被推荐为术前评估克罗恩病肛瘘、复杂性肛瘘和复发性肛瘘的金标准。有学者在应用相控阵列线圈做肛瘘MRI检查时加用了放置直肠腔内水囊扩张肠管的方法,结果证明有利于显示病灶周围组织结构、标识肠腔和提高影像学对比度,可取代价格昂贵的腔内线圈（图 5-2、图 5-3、图 5-4）。

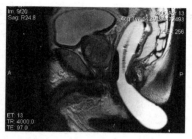

图 5-2 放置水囊的盆腔 MRI 图显示直肠与周围组织关系

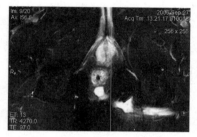

图 5-3 经括约肌肛瘘 MRI 图

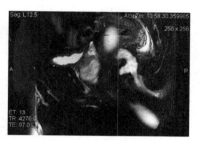

图 5-4 括约肌外瘘 MRI 图

## 三、分类

肛瘘的分类方法较多,大多数医师认为依据瘘管与括约肌的关系来分类对临床指导意义较大。目前国内外医师多采用 Park's 分类法（表 5-1）。

表 5-1 肛瘘的分类

| 肛瘘与括约肌的关系 | 肛瘘分类 |
| --- | --- |
| 括约肌间 | 简单低位瘘 |
| | 高位盲道 |
| | 高位瘘伴直肠开口 |
| | 直肠无开口,无会阴开口 |
| | 直肠外扩展 |
| | 继发于盆腔疾病 |
| 经括约肌 | 非复杂性瘘 |
| | 高位盲道 |
| 括约肌上 | 非复杂性瘘 |
| | 高位盲道 |

续表

| 肛瘘与括约肌的关系 | 肛瘘分类 |
| --- | --- |
| 括约肌外 | 继发于肛瘘 |
| | 继发于损伤 |
| | 继发于肛门直肠疾病 |
| | 继发于盆腔感染 |

**(一)括约肌间肛瘘**

这种肛瘘是肛周脓肿发展的结果。瘘管走行在括约肌间隙,是最常见的肛瘘,约占所有肛瘘的70%。瘘管上行到直肠壁可形成高位盲瘘。另外,瘘管也可以开口于低位直肠。感染可以进入括约肌间隙并且终止成盲瘘,没有下行扩散到肛缘,亦没有外口;或是感染自括约肌间隙扩散到盆腔到达肛提肌以上;或是盆腔脓肿下行表现为肛周区域的感染症状(图5-5)。

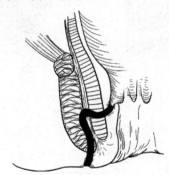

图 5-5　括约肌间肛瘘示意图

**(二)经括约肌肛瘘**

经括约肌肛瘘通常来源于坐骨直肠窝脓肿,大约占所有肛瘘的23%。瘘管从内口通过内、外括约肌到达坐骨直肠窝,如果瘘管向上的分支通过坐骨直肠窝的顶点或是通过肛提肌到达盆腔可形成高位盲瘘(图5-6)。

**(三)括约肌上瘘**

括约肌上瘘来源于肛提肌上的脓肿,占肛瘘的5%。瘘管经括约肌间到达耻骨直肠窝,再到肛周皮肤。也可以形成盲道或蹄铁瘘(图5-7)。

**(四)括约肌外瘘**

括约肌外瘘占肛瘘的2%,瘘管从肛提肌以上的直肠开始,穿过肛提肌经过坐骨直肠窝到达肛周皮肤。这种肛瘘可能是异物穿透直肠引流至肛提肌、会阴的刺伤、克罗恩病、癌症或者处理上述疾病所导致的。但是最常见的原因是肛瘘手术暴力探查引起的医源性损伤(图 5-8)。

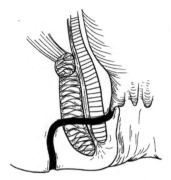

图 5-6　经括约肌肛瘘示意图

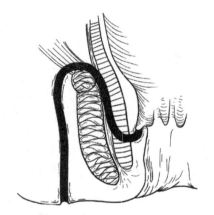

图 5-7　括约肌上瘘示意图

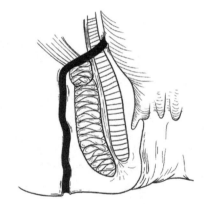

图 5-8　括约肌外瘘示意图

### 四、鉴别诊断

#### (一)克罗恩病

克罗恩病是一种炎性肠病,多伴有腹泻、腹痛、发热和体重减轻。常有多个外口和脓腔,瘘管位置较深,走行无规律。内口位置深浅不一,多在齿线以上。有的患者伴发直肠阴道瘘或直肠尿道瘘。行胃镜、小肠镜、结肠镜、血沉、C 反应蛋白、局部组织活检等检查有助于诊断。

#### (二)肛门化脓性汗腺炎

肛门化脓性汗腺炎是一种皮肤及皮下组织的慢性炎性疾病。其病变范围广泛,常在肛门皮下形成许多窦道和外口,肿痛、流脓、周围皮肤质硬而呈暗褐色。主要区别点为瘘管表浅、位于皮下,肛管直肠内无内口与瘘管相通。

### (三)骶尾部囊肿

骶尾部囊肿是一种先天性疾病。常为表皮囊肿或皮样囊肿,多位于骶尾骨前的直肠后间隙和肛管后间隙,平时无症状,感染时局部红肿胀痛,自溃或切开引流后形成窦道,外口凹陷,不易闭合。行 MRI 检查,有助于明确诊断。

### (四)肛管直肠周围恶性肿瘤

以黏液腺癌、鳞癌和间质瘤多见,其中黏液腺癌常合并肛瘘。肛瘘往往多次手术不愈,创口常有黏液样分泌物溢出,周围肿块质硬,疼痛剧烈。MRI 检查和局部组织活检等检查有助于明确诊断。

## 第四节　治　　疗

### 一、概述

肛瘘是肛肠外科常见疾病,活动期肛瘘常常导致患者的生活质量下降。肛瘘难以自愈,绝大多数需要手术治疗。复杂性肛瘘的治疗一直是一个严峻的挑战,一方面,要提高肛瘘治疗成功率、减少复发,同时还要避免损伤肛门功能,令医师进退维谷;另一方面,"百花齐放"(西医外科疗法、传统医学疗法和新出现的生物治疗方法)的治疗方法在临床上的交织与互补,令人眼花缭乱。但目前肛瘘的治疗效果还远不能令医师和患者满意,还需进一步改进来提高疗效。

肛瘘的治疗目标是清除肛瘘内口和所有相通的上皮化瘘管,并尽可能减少括约肌损伤,肛瘘愈合和肛门功能保护均应视为治疗的关键指标。美国结直肠外科医师协会(ASCRS)自 2005 年肛瘘治疗指南就明确指出,如果肛瘘手术明显影响患者术后肛门功能,则应进行挂线引流治疗。"带瘘生存"的理念、国内采用的挂"浮线"引流和中华医学会外科学分会结直肠肛门外科学组、中华中医药学会肛肠分会、中国中西医结合学会大肠肛门病委员会联合制订的《肛瘘临床诊治指南(2006 版)》以及英国及爱尔兰结直肠协会(ACPGBI)关于肛瘘治疗的声明等,均是出于同样考虑。从肛瘘治疗发展来看,对肛门功能的保护越来越受到重视。

从保护肛门功能的角度出发,2011 版 ASCRS 指南将术后易导致肛门失禁的肛瘘均纳入复杂性肛瘘的范畴,包括瘘管穿越肛门外括约肌的 30%～50%(高位括约间、括约肌上方和括约肌外方)、女性前侧瘘管、复发性瘘管、伴有肛门失禁、局部放疗后肛瘘、克罗恩病肛瘘、多个瘘管的肛瘘。还应注意,肛瘘本身和肛瘘手术均可能明显影响肛门节制功能。确认内口和瘘管走行对于手术治疗非常重要,除视诊和触诊外,Goodsall 规则能准确预测 49%～81%患者的肛瘘内口位置,但不易准确判断瘘管的走行,尤其是瘘管较长、复发性肛瘘和克罗恩病的患者。过氧化氢和亚甲蓝外口注射准确率分别超过 90%和 80%。对于复杂性肛瘘,选择影像学检查对判断肛瘘内口、继发性瘘管和脓肿以及明确瘘管与括约肌复合体的关系有很大帮助,如 MRI 检查、直肠腔内超声(EAUS)或超声内镜(EUS)检查,螺旋 CT 三维重建技术一度应用于肛瘘的诊断,但在软组织显影方面不及 MRI,已被后者替代。约 80%的肛瘘继发于肛腺隐窝感染,特殊位置或表现的肛瘘应考虑克罗恩病、创伤、放射治疗、恶性肿瘤或特殊感染等可能。

肛瘘的术式种类繁多,根据对括约肌的影响可大致分为括约肌切断术和括约肌保留术两大类,前者包括肛瘘切开术、肛瘘切除术、切除后 I 期缝合以及挂线术,后者包括瘘管剔除术、直肠黏膜瓣前徙术、挂线引流术、隧道式支管拖线术、瘘管清创和纤维蛋白胶注射、肛瘘栓填塞术、括约肌间瘘管结扎术(LIFT)及括约肌间瘘管结扎术＋肛瘘栓填塞术(LIFT-plug)、视频辅助肛瘘治疗术(VAAFT)等。一般来说,单纯性肛瘘可选肛瘘切开术、肛瘘切除术、挂线术、瘘管清创和纤维蛋白胶注射、肛瘘栓填塞术等。复杂性肛瘘可以采用肛瘘切开挂线术和/或分期肛瘘切开术、隧道式支管拖线术、瘘管清创＋纤维蛋白胶注射术、肛瘘栓填塞术、直肠黏膜瓣前徙术、LIFT 以及 LIFT＋LIFT plug 等。

治疗方案一定要结合患者病因、解剖特点、症状严重程度、并发症及外科医师的经验,没有一项技术适用于所有肛瘘,应权衡治愈率、括约肌切断范围和肛门功能损伤程度三者利弊,制订"个体化"的治疗方案。

最后,在肛瘘治疗方面还需要注意的是:①珍惜少部分患者经肛周脓肿切开引流而自愈的机会。②肛瘘治疗的全过程均需提倡"微创化",尽量减少切断括约肌的手术。③西医、中医和中西医结合学科应互相学习以吸收彼此长处。④继续探讨新方法,对 LIFT、LIFT-plug、VAAFT 及生物学治疗方法等新疗法持续跟进和研究,开展多中心研究,总结经验和教训。

### 二、肛瘘切开术

#### (一)概述

公元前400年,希波克拉底描述用切开挂线法治疗肛瘘。目前,瘘管切开术主要运用于单纯性括约肌间型肛瘘和低位经括约肌型肛瘘。用探针自外口进入瘘管,沿瘘管到达位于齿状线附近的内口。将探针上方的组织切开,将肉芽组织用刮匙刮除并送病理检查。用探针轻柔的探查以证实是否存在高位盲道或继发分支。如果发现,需将其切开去顶。瘘管切开术后肛瘘的复发率约为5%,盲道、支管的遗漏常是术后复发主要原因之一。瘘管切开后袋形缝合术有助于创面愈合,同时可减轻患者手术出血疼痛,缩短住院时间(图5-9)。瘘管切开术的另一风险是术后肛门失禁。由于内括约肌的离断,15%~33%的患者术后可能出现轻度的肛门失禁。

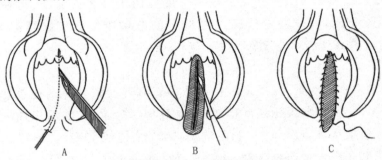

**图5-9 瘘管切开后袋形缝合术**

A.插入探针并切开;B.搔刮肉芽组织;C.创缘行袋型缝合

有学者认为,瘘管切开术亦可运用于部分高位肛瘘的手术治疗。Atkin和Phillips报道了48例高位肛瘘和50例低位肛瘘行瘘管切开术的研究结果,术后两组复发率和轻度肛门失禁发生率无显著差异。由此有学者提出,对术前括约肌功能良好、无炎症性肠病等的高位肛瘘患者,只要瘘管切开术中保留瘘管切开近端1~2 cm高质量、可收缩的括约肌,术后肛门失禁发生的概率和严重度均较低。

#### (二)适应证与禁忌证

1.适应证

(1)病程短,瘘管走行清晰,且管壁纤维组织不多的低位肛瘘。

(2)黏膜下瘘或肛管皮下瘘。

(3)多发性肛瘘为减少肛管周围组织的缺损,侧支瘘管或较小的瘘管可行切开术。

（4）结合挂线疗法、部分切开或部分缝合用于高位或复杂肛瘘的治疗。

（5）婴幼儿肛瘘病程较短，病变相对单纯，单纯行肛瘘切开术多效果良好。

**2.禁忌证**

肛瘘伴有急性感染或脓肿形成时，须先控制感染，必要时切开引流，也有研究认为伴有脓肿形成时也可行脓肿引流并肛瘘一期切开，但尚有争议。

**（三）麻醉与体位**

静脉麻醉、骶管内麻醉或硬膜外麻醉，体位：截石位、左侧卧位。

**（四）手术步骤**

（1）患者麻醉后取截石位或左侧卧位，用手指逐渐扩肛。

（2）确定内口放置半圆肛门镜，视诊或触诊确定内口，或在肛门内放置纱布，于瘘管外口注入亚甲蓝溶液1～2 mL，观察肛管和纱布上蓝染部位可大致确定内口位置，注意部分肛瘘可存在多个内口。此方法还可判断各瘘管之间彼此是否相通。

（3）将探针自外口轻柔插入，利用示指在肛内引导探针自内口伸出。若探针插入困难可运用 Goodsall 规律判断探针应采取的方向，或以血管钳自外口插入引导逐步切开瘘管，并根据窦道壁确定切开方向。多外口的肛瘘，最先出现的外口常为瘘管的主要外口。

（4）弯转探针头部，触摸评估探针穿过肛门括约肌的范围及切开后肛门功能受损程度。

（5）若瘘管仅穿过外括约肌皮下部，可单纯切开瘘管，直至切开内口，清理创缘两边的少许皮肤和皮下组织，创面开放，避免创面底部未愈合前过早闭合。切开括约肌时要注意须垂直切断而勿斜切，避免多处切断或成段切除肌纤维，以防术后肛门失禁。

（6）创面以纱布或凡士林纱布填压，术后 24 小时内除去。

**（五）术中注意要点**

（1）肛瘘切开术的基本原则，包括明确从内口到外口的整个瘘管，确定和清除主管和支管。影响治愈率的关键在于能否准确判断肛瘘的复杂情况，要警惕某些看似单纯实际上病变复杂的肛瘘。应在良好的麻醉下，充分显露，找到正确的内口，检查瘘管情况及与周围组织关系，切开或切除全部瘘管，术后创面引流通畅，要避免仅单纯切开低位瘘管而遗漏残腔、支管等病变，当瘘管及内口位于后正中时,更要加以注意。

(2)多个内口的肛瘘应行分期手术,第一次可将外口与一个内口之间的瘘管切开,待创面内侧部愈合后再切开第2个内口及瘘管,分期进行可避免术后出现肛门失禁。仅有两个内口的患者也可在切开第一个瘘管的同时对第二个内口进行挂线疗法,可能避免二次手术。

(3)后方马蹄形瘘内口多位于直肠肛管线正后方或稍偏部位,可将一侧的外口与内口之间的瘘管全部切开,探查对侧瘘管是否与此侧瘘管相通,若二者相通位置且位于外括约肌浅面,则对侧瘘管也可完全切开,若二者相通于外括约肌深方,则仅能切开其括约肌外侧瘘管,深入到括约肌内的一段可暂不处理,多数可痊愈无需二次手术。

(4)前方马蹄形瘘,处理方式同后方马蹄形瘘,但内口不一定在前方中线,此类肛瘘多为低位肛瘘,内口多位于外括约肌的浅面,可直接切开。

(5)全内瘘原发口多位于某一肛隐窝内,瘘管多向上行,可于黏膜下或肠壁外向直肠各个方向走行,继发口位于直肠壁上,应在直肠腔内进行手术,切开两瘘口之间肠壁,修整切口边缘部分黏膜,使引流通畅,彻底止血,术后无需换药。

(6)合并肛周脓肿的肛瘘是否要行一期切开目前尚有争议,应权衡降低复发与失禁率升高之间的利弊,术中内口是否确切可作为行一期手术的标准,一般说来,术中能找到明确内口者,行一期根治是合理的,可避免二期肛瘘手术。

(7)婴幼儿肛瘘应选择短期内(3个月内)反复发作,有扩大、复杂化趋势,且排便次数<3次/天的患儿,术前须征得全体家属同意和确认,要注意以下几点:①婴幼儿肛瘘具有自愈倾向,应重视保守治疗,如通便、局部清洁、抗生素使用等手段。②以直接切开为主,避免多次、过大、过深的手术,对极个别高位肛瘘者,可给予挂线疗法,因婴幼儿肌肉娇嫩,挂线不宜过紧,避免过早切断而起不到保护肛门功能的作用。③换药时手法轻柔,避免使用强腐蚀性药物,特别是包括砷等重金属成分的制剂,以免引起中毒。

### (六)常见并发症的预防及处理

#### 1.肛门失禁

多由于外括约肌环斜向切断或多处同时切断,术后肛塞留置时间过长也有失禁风险,应于术后24小时内拔除。失禁的危险因素包括术前肛门失禁、复发性肛瘘、复杂性肛瘘以及既往肛瘘手术史。括约肌切断前,应评估肛门失禁风险。

2.出血

多无大出血可能,单纯渗血可用纱布或凡士林纱布压迫止血,明显活动性出血应于麻醉下处理,必要时用可吸收线缝扎止血。袋形缝合术一定程度上可减少术后出血概率。

3.复发

多与下列原因有关:①复杂性肛瘘。②瘘管内口不确切。③克罗恩病肛瘘。

4.尿潴留

常见于老年男性,经腹部按摩、热敷、温水坐浴后多可缓解,必要时可留置尿管。

5.伤口感染

术后切口易污染,但真正感染并不多见,可行换药、坐浴、局部理疗,确保切口引流通畅。保持周边皮肤清洁干燥,避免渗出物过多引发湿疹和肛门瘙痒。

6.肛门瘢痕挛缩变形

肛瘘创口深大,创缘组织切除过多、过广可导致切口瘢痕挛缩,引发肛门畸形。此外,切断肛尾韧带或切除尾骨后,肛门向前移位,可导致直肠与肛管的角度改变。

7.创面愈合缓慢、不愈合

肛瘘创面愈合多较慢,但若愈合过于缓慢,要考虑患者是否合并其他疾病,如糖尿病、结核等,以及创面有无粘连及假道形成,还要检查是否有残存瘘管或周围组织感染。

(七)该项诊治技术的前景及评述

肛瘘切开术简单实用,但切开不当会导致肛门功能受损,也可结合挂线疗法或其他疗法处理高位复杂肛瘘。Roig 等认为其对肛门功能的影响应值得重视,在切开括约肌前应充分评估术后肛门失禁的风险。肛瘘切开术总的复发率为 2‰～9‰,功能损伤总的发生率为 0～17%,术后 2 年受损的肛门功能会有所恢复。

### 三、肛瘘切除术

(一)概述

肛瘘切除术是在肛瘘切开术的基础上,将瘘管壁全部切除,直至健康组织,并使创面呈内小外大,以利引流。有学者在切除缝合术的基础上提出"解剖学肛瘘切除术",切除从内口、瘘管至外口所有的肛瘘病变组织,缝合修补切除内口后的缺损,术后无出现肛门失禁,复发率仅 6%。各类脱管疗法和高野正博手术也属于本术式。土耳其伊斯坦布尔大学 Tasci 研制出机电一体小型可操纵的导管,其头部有一类似牙科钻插入瘘管每分钟旋转 150 圈,将瘘管内 2 mm 厚的周围肉芽组织和异物等研磨打碎,通过输出管道排出体外,缝闭内口,使肛瘘形成一个圆柱状空腔,放置引流促进瘘管愈合。

### (二)适应证与禁忌证

**1.适应证**

(1)适用于非急性期、瘘管与周围组织关系清晰、反复发作且管道纤维化明显或呈肿块状、瘘管走行位于外括约肌深部下方的低位肛瘘。

(2)可配合挂线疗法治疗高位肛瘘。

**2.禁忌证**

肛瘘伴有急性感染或脓肿形成时,须先控制感染,必要时切开引流。

### (三)手术步骤

初期步骤同肛瘘切开术:①扩肛。②确定内口。③将探针自瘘管外口轻轻插入,利用示指在肛内引导探针自内口探出,或根据窦道壁确定切开方向自外口逐步切开瘘管。④观察和触摸评估探针穿过肛门括约肌范围及切开后肛门功能损伤程度。⑤若瘘管仅穿过外括约肌皮下部,可单纯切开瘘管,直至切开内口。若瘘管位置偏高,可结合挂线疗法进行处理。切开瘘管后,组织钳夹住外口的皮肤,切开瘘管外口周围的皮肤和皮下组织,再沿探针方向用电刀或剪刀切除皮肤、皮下组织、染有亚甲蓝的管壁、内口和瘘管周围的所有瘢痕组织,使创口完全敞开。严格止血后,创面内填塞凡士林纱布。切除缝合术使用可吸收线间断缝合括约肌及脂肪层,肛管表面处用细可吸收线间断缝合,皮肤用细的不吸收线间断缝合或垂直褥式缝合。

### (四)术中注意要点

肛瘘切除术要求外科医师遵循肛周肌肉结构的解剖,在尽可能保护重要结构完整的前提下,对瘘管进行解剖学分离,彻底去除感染组织,既保证切口愈合防止肛瘘复发,又要最大限度避免肛门的节制功能受损。

### (五)常见的并发症,预防及处理

**1.感染**

切除缝合术存在缝合切口感染的风险,预防的措施包括严格止血、严密缝合、避免无效腔,此外,切除缝合术后 3～5 日内,应适当控制排便,减少对切口愈合的不利影响,如发生感染,需敞开引流。

2.肛门失禁

切断括约肌前应严格评估切断后导致肛门失禁的风险,必要时应挂线处理。

**(六)该项诊治技术的前景及评述**

对于低位肛瘘,此术式清理彻底,复发率低,无肛门失禁风险,缺点是创面大,出血量多,修复期长,对肛门形态和功能有一定程度损害。对于高位肛瘘或复杂肛瘘可结合挂线术及其他方法进行处理。

**四、肛瘘切开挂线术**

**(一)概述**

最早的文字记载来自公元前 400 年,希波克拉底第 1 次描述了肛瘘的挂线疗法。我国的医学挂线疗法同样历史悠久,明代《古今医统大全》(1556)即曾经记载:"上用草探一孔,引线系肠外,坠铅锤悬,取速效。药线日下,肠肌随长,僻处既补,水逐线流,未穿疮孔,鹅管内消。"目前挂线疗法在临床上应用仍十分广泛,是治疗肛瘘最古老也是最有生命力的术式之一,但在使用目的和具体操作上有了很大进展。①目的:根据挂线目的不同,分为引流挂线和切开挂线两种,前者主要针对急性期或合并明显脓肿患者,作用为引流和减少复发,可长时间保留或在下一步治疗时去除。后者主要目的为慢性切割,逐渐切开瘘管,局部瘢痕愈合,避免因直接切开导致肛门失禁。②挂线方法:挂线更为准确,仅切挂可能引起肛门失禁的主要括约肌组织,避免盲目的大束组织挂线。③分组挂线或双挂线针对大束肌肉组织,可避免切挂时间长,减少患者痛苦。对两处均需切开挂线患者,采用分期收紧挂线,可有效减少二次手术或一次切开可能带来的肛门失禁风险。

引流挂线主要作用在于:①引流脓肿,刺激瘘管纤维化,作为复杂性肛瘘的初期处理,为后期手术(如 LIFT 手术、肛管直肠黏膜瓣下移术、肛瘘栓填塞等)做准备。②挂线可标明外口与内口关系,为分期处理瘘管提供准确定位。③克罗恩病肛瘘的治疗,约 2/3 的克罗恩病肛瘘通过挂线引流联合英夫利昔单抗、硫唑嘌呤药物治疗可获得治愈。对于高位经括约肌型肛瘘,如何既能保护好括约肌功能,又能正确的处理瘘管是个复杂的问题,如果瘘管在括约肌的高位穿过,联合使用挂线法的切开术更安全(图 5-10)。另外,对两处同时需要切开挂线者,可以一处先紧线,另一处先挂浮线,待紧线切开后再紧浮线,这样可以避免二次手术或一次手术可能带来的肛门失禁问题。据相关文献报道,切割挂线术处理高位复杂性括约肌上型肛瘘和括约肌外型肛瘘的结果存在较大差异,复发率为 0～29％,肛门失禁发生率为 0～64％,但绝大多数为轻度失禁。切割挂线术处理高位马蹄状瘘的术后复发率为 0～21％。处理括约肌上型肛瘘需要注意避免切开整个瘘管,因为瘘管跨过整个外括约肌及耻骨直肠肌,切开整个瘘管可造成患者失禁。因此推荐使用挂线联合肛瘘切开,即内括约肌和外括约肌浅部切开达外口,然后将剩余的外括约肌挂线处理。

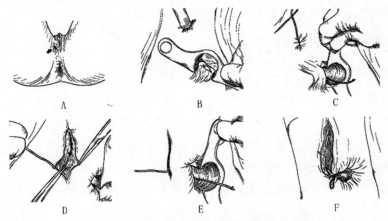

**图 5-10　肛瘘切开联合挂线术**

A.外瘘口位于截石位 11 点距肛缘约 7 cm;B.外瘘口注入过氧化氢溶液显示内瘘口位于直肠后壁齿线附近;C.探针自外瘘口探查瘘管及内瘘口;D.E.距肛缘 3 cm 以外的表浅瘘管行瘘管切开术;F.距肛缘 3 cm 以内瘘管行挂线治疗

**(二)适应证**

(1)挂线常作为辅助方法处理高位复杂性肛瘘,结合肛瘘切开术和挂线术两者的优点,既去除了病灶又可在一定程度上避免肛门失禁。适用于距肛缘 3～5 cm内,有内外口的低位或高位单纯性肛瘘,也可作为辅助手段处理高位复杂性肛瘘。

(2)无明显禁忌证。

**(三)手术步骤**

(1)用探针自瘘管外口轻轻伸入,自瘘管内口穿出,注意操作时轻柔,避免造成假瘘管或内口。

(2)将丝线穿在探针尾部孔内,丝线牵引橡皮筋,将探针及丝线与橡皮筋一并自内口引出,使之贯通瘘管内外口。

(3)切开瘘管,清理括约肌周围组织,收紧橡皮筋结扎括约肌组织,使之产生压迫力,逐步坏死分离。

(4)术后若发现橡皮筋松弛,应及时收紧,一般术后 8～10 天,橡皮筋可切割开括约肌组织脱落。

### (四)术中注意要点

应明确挂线目的是引流还是切割,挂线时,避免盲目大束挂线,而应仅切挂可能引起肛门失禁的括约肌部分;对于大束肌肉组织,可采用分组挂线或双挂线法。

### (五)常见并发症的预防及处理

1.疼痛

多可耐受,疼痛剧烈可使用止痛药物或者坐浴止痛。

2.出血

局部压迫止血,极少数情况需手术室止血处理。

3.术后尿潴留

少见,可经按摩、热敷、温水坐浴缓解,必要时导尿。

4.肛门失禁

部分出现的失禁现象随创面愈合和收缩逐渐改善,术中应仔细评估括约肌切开范围导致的失禁风险。

5.伤口感染

少见,术后保持局部引流通畅,周围皮肤清洁干燥,可有效避免局部感染。

### (六)前景及评述

这项古老的技术仍是目前处理高位复杂性肛瘘最常用的手段,结合了肛瘘切开术和挂线术两者的优点,挂线可起到引流脓腔、标志瘘管、异物刺激和慢性切割的作用,在预防失禁方面,有其他方法不可替代的作用。挂线疗法可配合其他术式,分次、分时段慢性切割挂线或引流挂线。各种类型的挂线疗法成为肛肠科医师手中的万应良药,被运用于各种肛瘘的治疗。

## 五、中医拖线疗法

### (一)概述

中医拖线疗法是上海龙华医院陆金根教授根据中医学"腐脱新生"的理论,吸收现代外科"微创"理念而改进的术式,主要通过清理肛瘘的内外口,瘘管内对口拖线(可选用丝线、皮片、胶管等),形成环状,转动引流,利于脓腐或坏死组织引流,并结合冲洗、加压包扎,达到治疗肛瘘的目的。陆金根等和徐昱旻等采用隧道式支管拖线术治疗复杂性肛瘘 216 例,疗程 17～45 天,治愈率为 96.3%,同时有效地保护了肛门直肠正常形态和功能完整,保持肛管外括约肌和内括约肌反射完整,最大限度地减少瘢痕组织,减少肛管缺损,从而避免肛门失禁、肛门狭窄及肛门畸形等并发症。

### (二)适应证

该方法主要适用于复杂性肛瘘、高位肛瘘及管道弯曲度较大的肛瘘(如马蹄形、半马蹄形肛瘘等)的治疗。对低位单纯性肛瘘,本术式并无明显优势。

### (三)麻醉与体位

静脉麻醉、骶管内麻醉或硬膜外麻醉均可。

### (四)手术步骤

以银质球头探针自外口探入,如外口已暂时闭合可切开。探明内口后,贯通内外口。低位瘘管内口部分以刮匙稍加搔刮后直接拖线,高位瘘管则采用挂线处理内口及管道顶端,清除瘘管内坏死组织。拖线时自内口处用球头探针将 10 股医用丝线(7 号丝线)引入管道内,两端打结,使之呈圆环状,放置在瘘管内的整条丝线保持松弛状态。术毕次日起每天换药 2 次,九一丹或其他提脓祛腐药掺丝线上缓慢拖入管道,拖线蚀管 10～14 天,期间可配合高锰酸钾熏洗坐浴。待引流口无明显脓性分泌物后,采用分批撤线法撤除丝线,自撤线开始之日起,配合棉垫压迫法,至创面愈合。

### (五)术中注意要点

(1)位置过高,瘘管曲度过大的肛瘘,撤除拖线后棉垫压迫方面要求较高,需具备较高的专业技术能力。

(2)内口寻找应准确,对口引流应充分。

### (六)常见的并发症,预防及处理

复发、不愈合:拆除拖线过早,感染及坏死组织残留,影响正常肉芽组织生长;但过晚拆除拖线易造成异物刺激管壁,引起管壁纤维化及外口部位上皮化,同样影响管腔闭合。

### (七)评述

隧道式拖线术与传统术式疗效相当,但能明显缩短患者愈合天数,降低住院总费用。生活质量问卷调查分析表明肛门括约功能和对治疗的信心和满意度优于传统术式,对于复杂性肛瘘、高位肛瘘尤其管道弯曲度较大的肛瘘(如马蹄形、半马蹄形肛瘘等)是较理想选择。

### 六、经肛直肠黏膜瓣内口修补术

#### (一)概述

经肛直肠黏膜瓣修补术(anorectal advancement flap,AAF)是治疗复杂性肛瘘的一种保护括约肌的技术,核心是切除内口及其周围约 1 cm 左右的全厚直肠组织,然后游离其上方的直肠瓣,并下移修复内口处缺损。通过清除感染灶,游离内口上方直肠黏膜肌瓣或内口下方肛管皮瓣覆盖缝合于内口上,阻断直肠内容物使之不能再进入瘘管管道。1902 年 Noble 首次介绍推移直肠黏膜瓣技术,用以治疗直肠阴道瘘,1912 年,Elting 将此技术应用于肛瘘治疗中,目前,此技术已较广泛应用于高位经括约肌、括约肌外、括约肌上型肛瘘的治疗中。Aguilar 等报道其复发率仅 2%,术后肛门失禁率 10%,但后续报道其复发率偏高,为 13%~56%,联用纤维蛋白胶未报道能提高治愈率。近年来,Mangion、Amin 分别报道了类似技术,即肛周 V-Y 皮肤瓣推移至齿线附近封闭内口,取得了较满意的效果。但对于此术式的疗效仍存在争议,后续研究报道其复发率和失禁率多偏高。

#### (二)适应证与禁忌证

1.适应证

治疗高位复杂性肛瘘,还可应用于直肠阴道瘘、直肠尿道瘘、直肠癌、肛管狭窄、肛管缺损、肛裂等疾病的治疗。

2.禁忌证

对于炎症性肠病及长期服用类固醇者,应慎用此方法。

#### (三)麻醉与体位

静脉麻醉、骶管内麻醉或硬膜外麻醉均可。

#### (四)手术步骤

见图 5-11。

(1)麻醉成功后,充分暴露,明确内口部位,完整切除内口及周围病变组织,搔刮清理瘘管。

(2)直肠黏膜瓣推移。在内口上方行"U"形切口,游离一段正常的近端黏膜瓣(包括肛管直肠黏膜、黏膜下层和肌层),黏膜瓣呈 U 形,底部宽度应约为顶部两倍,覆盖瘘管内口,无张力情况下以可吸收线缝合固定。

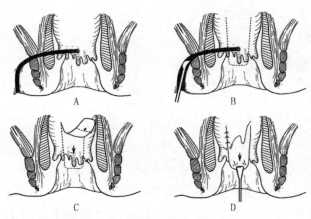

**图 5-11　经肛直肠黏膜瓣内口修补术**

A.经括约肌型肛瘘；B.扩大外口、刮匙刮除瘘管肉芽组织；C.制
作直肠推移瓣、关闭内口；D.将直肠推移瓣下拉覆盖内口并缝合

（3）肛周皮肤瓣推移。在肛周皮肤行"V"形切口，于皮下脂肪层游离皮瓣，向上方推移覆盖内口，以可吸收线无张力缝合固定。

**（五）术中注意要点**

（1）术前精确定位，明确瘘管走行。

（2）术前充分引流可使瘘管简单化。

（3）手术成功的关键在于黏膜瓣或皮瓣的血运良好及与周围组织的无张力缝合，为达到这个目的，应将黏膜瓣向近端游离至少 4 cm，并保证黏膜瓣的基底部（头侧）宽度是顶部（尾侧）的两倍。

（4）分层缝合内口，避免无效腔、张力下缝合及组织缺血。

（5）彻底处理瘘管避免感染组织残留。

（6）外口至外括约肌之间的瘘管可采取隧道式挖除，经过括约肌的瘘管可进行搔刮，避免处理瘘管时造成医源性肛门括约肌损伤。

（7）黏膜瓣厚度的选择。黏膜瓣厚度分为含少量内括约肌的部分层瓣、包含黏膜层、黏膜下层和全层内括约肌和部分直肠环肌的全层瓣和不含肌层的黏膜瓣。黏膜瓣术后早期可因血供差等原因发生坏死，故有学者认为黏膜瓣可能与术后更高的复发率有关。全层瓣的游离操作有一定的手术风险，而部分层瓣操作相对简便安全。全层瓣和部分层瓣可能对术后肛门造成一定的影响。AAF虽没有切断括约肌，但术后轻、中度肛门失禁的发生率仍达7％～38％。文献报道的 AAF 术后复发率为13％～56％。AAF 治疗失败的相关因素包括放射治疗后、克罗恩病、甾体类药物的使用、活动性直肠炎、直肠阴道瘘、恶性肿瘤和既往修补手术的次数。较大内口（>2.5 cm）是 AAF 的禁忌证，因为较大内口可能导致修补口的破裂。此外，严重瘢痕、肛门直肠狭窄、严重括约肌缺损、硬结、会阴纤维化等也会妨碍术野的充分暴露和皮瓣的制作使用。

**（六）常见的并发症，预防及处理**

（1）复发。可致治疗失败的影响因素有吸烟、放疗后、合并克罗恩病、活动性直肠炎、直肠阴道瘘、恶性肿瘤和既往多次修补手术。

（2）肛门失禁。虽然没有切断括约肌，理论上不影响肛门功能，但实践中轻、中度肛门失禁率仍高达 7%～38%，术后肛门压力测定提示静息压和收缩压均可降低。

（3）切口感染。

**（七）评述**

（1）在源头上阻断了瘘管与肠腔之间的交通，可显著缩短肛瘘治疗时间，降低肛门不适和肛门畸形的发生。

（2）不做任何形式的括约肌切开或切断，理论上不会导致肛门失禁。

（3）作为一种保留括约肌的微创手术，一次手术失败可再次重复该手术治疗，从而提高手术成功率，而未增加肛门功能进一步恶化的概率。

但本手术技术相对比较复杂，有一定难度，临床需要有经验的医师。另外，术后易复发，总体复发率为 13%～65%。最后，尽管做直肠推移瓣时没有切断括约肌，但实际肛门失禁发生率偏高，术后轻到中度的失禁率为 7%～38%。故优越性不强，国外开展较广泛，国内开展较少。可作为一种备选术式，仅在肛瘘切除或挂线等失败后考虑利用该术式治疗肛瘘。

## 七、纤维蛋白胶瘘管封堵术及脂肪干细胞填充术

**（一）概述**

20 世纪 80 年代，采用纤维蛋白胶治疗肛瘘的研究开始出现，至今报道的中位成功率为 20%～40%。纤维蛋白胶为活性液体的混合物，包括纤维蛋白原、Ⅷ因子、纤连蛋白原和抑肽酶，Ⅷa 因子与纤维蛋白和纤连蛋白结合，与周围组织的胶原结合。使用纤维蛋白胶封闭瘘管，可以刺激成纤维细胞的移动、增殖和活性，纤连蛋白作为成纤维和多能上皮细胞的基地，当生物胶降解后成为正常的修复细胞，周围组织的胞质素原活化成为胞质素。近年来，单纯使用纤维蛋白胶

或联合直肠黏膜瓣前徙术治疗肛瘘一度成为热点,但国内多家医院试行开展,均未得到满意结果。

西班牙学者 Damian 等人首次提出将脂肪来源的干细胞作为填充物和纤维蛋白胶联合应用于复杂性肛瘘的治疗,在其研究中的 24 名患者,17 人治愈,治愈率达 71%,但其促进肛瘘愈合的机制尚不清楚,可能与干细胞具有促进新生血管生成,多向分化及免疫抗炎能力有关。目前,干细胞治疗肛瘘为近年研究进展及热点问题。目前用于治疗肛瘘的干细胞间充质细胞(mesenchymal stem cells,MSCs),主要来源于人的骨髓和脂肪组织。相关文献报道干细胞治疗主要用于克罗恩病引起的肛瘘。给药途径分为,全身静脉给药和肛门部局部给药,全身静脉给药相关实验结果至今未公布。现已发表的、为数不多的临床研究结果显示治愈率为 40%～60%。目前,国际上仍有 10 余项 Ⅰ～Ⅲ 期临床试验正在进行,我们也期待着干细胞治疗能给复杂性肛瘘的治疗带来新的革命或希望。

**(二)适应证**

**1.纤维蛋白胶瘘管封堵术**

适用于单纯性肛瘘及复杂性肛瘘,尤其适用于易发生肛门失禁的肛瘘患者,可考虑作为初始治疗手段。

**2.脂肪干细胞填充术**

主要适用于克罗恩肛瘘中低位瘘管慢性纤维化阶段的治疗。

**(三)麻醉与体位**

静脉麻醉、骶管内麻醉或硬膜外麻醉均可。

**(四)手术步骤**

患者取侧卧位,常规消毒,探针自外口沿瘘管走行探查,确定瘘管基底无分支瘘管及腔隙,搔刮窦道,将管道内坏死组织及组织碎片清除干净,搔刮至窦道壁微血管渗血为佳,以过氧化氢及生理盐水反复冲洗瘘管,擦拭干净,将纤维蛋白胶缓慢充满旷置的管道及腔隙,避免无效腔。用可吸收线将旷置的瘘管外口缝合,创面放置敷料,术毕。术后排便后以 0.1% 依沙吖啶擦拭肛门,尽量避开外口。排便后局部每天换药 1 次,用 0.2% 碘伏消毒创面。

**(五)术中注意要点**

(1)清理感染组织应彻底。

(2)清理后局部组织应血运良好。

(3)填充蛋白胶后应避免无效腔残留。

**（六）常见的并发症，预防及处理**

（1）复发。纤维蛋白胶治疗肛瘘失败的主要原因是：纤维蛋白胶的脱出及由于感染组织清除不彻底导致的肛瘘复发。

（2）本术式无肛门失禁风险。

**（七）该项诊治技术的前景及评述**

纤维蛋白胶注射治疗肛瘘方法简便、可重复性好，最大的优势在于低侵入性，没有肛门失禁风险。由于并发症少，特别是对于易发生肛门失禁的高风险的人群，可考虑作为初始治疗手段。缺点是价格偏高、成功率低，在国内开展较少。

## 八、生物材料肛瘘栓

**（一）概述**

继 20 世纪 80 年代，采用纤维蛋白胶治疗肛瘘以来，报道的中位成功率为 20%～40%。近年来，开始采用生物材料制作的肛瘘栓封闭瘘管内口和填塞瘘管，美国 Cook Medical Incorporated 开发的肛瘘栓，是采用来自猪小肠黏膜组织制作的可吸收生物材料，能作为支架刺激植入者损伤部位的组织修复和重建，最早在肛腺感染和克罗恩病患者的肛瘘治疗中应用，获得 80% 以上的成功率。新近 Schwandner 等报道一组前瞻性多中心研究结果，肛瘘栓对单发经括约肌间瘘的治疗成功率为 62%。目前看来，多数研究效果欠佳，治愈率低于 50%，治愈率降低可能与随访时间延长有关，此外，对复杂性肛瘘的肛瘘栓疗效偏差。截至目前，综合 Medline 数据库已有的 22 篇文章，肛瘘栓治疗成功率波动在 14%～87%。有专家提出，肛瘘栓对肛瘘长度在 4 cm 以上者成功率高，但未得到进一步证实。值得一提的是，国外采用肛瘘栓治疗所需花费比传统手术要低。

有学者在国内首次设计并使用脱细胞异体真皮基质（AEM）治疗肛瘘，汲取纤维蛋白胶封堵和猪小肠黏膜下层肛瘘栓的方法，通过瘘管搔刮、消毒和抗生素盐水冲洗、异种脱细胞真皮基质材料填塞瘘管的方法，目前在国内应用超过 1000 例，统计了部分医院随访半年以上的患者，成功率在 70% 左右，从动物实验看，这种材料修复也是有效的。但在不同的中心报道肛瘘栓治疗肛瘘成功率差异较大，提示在病例选择、感染窦道处理水平和围术期处理能力方面存在差异和明显的学习曲线，对手术全过程的处理方法还有很多未知之处。一些手术后缺陷愈合的患者，经换药可以达到愈合；而一些术后早期成功愈合的患者，在随访中可以再次复发，导致统计的成功率逐渐降低。Pu 等回顾性分析了 428 例肛瘘患者,采用肛瘘栓治疗有较高的复发率(47%~62.1%),可见肛瘘栓治疗虽能有效地降低肛门功能损伤,但复发率偏高。

**(二)适应证和禁忌证**

虽然肛瘘栓治愈率降低,且随时间延长还有所下降,但由于肛瘘栓具有并发症少、可重复性好等优点,在缺乏其他理想治疗方法时,可以考虑用于治疗复杂性肛瘘。此外,王振军等结合肛瘘栓填塞术和 LIFT 术式,提出了 LIFT-plug 术式,提高了治愈率,且加快了愈合时间,给肛瘘栓使用以及生物学治疗带来了新的思路。

1.适应证

(1)低位单纯性肛瘘:内口在肛隐窝,仅有一条瘘管通过外括约肌深部以下。

(2)低位复杂性肛瘘:有多个瘘口和瘘管,瘘管管道在外括约肌深层以下。

2.禁忌证

合并有癌肿、肠结核、克罗恩氏病及其他心、肺、脑病者。另外,手术中探查证实存在≥3 个窦道(外口)的患者。

**(三)麻醉与体位**

静脉麻醉、骶管内麻醉或硬膜外麻醉均可。

**(四)手术需要的器械**

脱细胞异体真皮基质(AEM)或猪小肠黏膜脱细胞基质制作的肛瘘栓。

**(五)手术步骤**

麻醉后,常规消毒铺巾。探针确定瘘管内口和瘘管外口,对不超过两个窦道和外口的患者,环形切除瘘管内、外口炎症感染组织,用刮匙深入管腔彻底清理干净瘘管,清除感染肉芽组织;然后,分别用过氧化氢及甲硝唑盐水冲洗瘘管,用干纱块吸干水分。根据瘘管的长度和管腔直径修剪脱细胞真皮基质材料或选择合适肛瘘栓,以丝线将脱细胞真皮基质材料自外口拉入内口,用 2-0 可吸收缝线封闭内口,同时将脱细胞真皮基质材料缝合固定在内口黏膜下层以下。修剪外口处多余的脱细胞真皮基质材料,外口开放不缝合。对 2 例有两个外口和窦道的复杂性肛瘘患者,可将 AEM 材料裁成两叉,分别填塞两个窦道。术后肛门内留置止血纱布和太宁栓,然后用无菌纱布敷盖外口,外盖棉垫,"丁"字带固定。

**(六)术中注意要点**

(1)外口引流应通畅。

（2）瘘管内感染组织清理冲洗应彻底。

（3）避免遗漏瘘管。

### （七）常见的并发症，预防及处理

复发。肛瘘栓治疗低位肛瘘的愈合率达70%～100%，但对复杂性肛瘘的疗效较差，后继多数研究未能重复上述结果，多数治愈率低于50%。

### （八）评述

纤维蛋白胶、猪小肠黏膜下基质肛瘘栓和异体脱细胞真皮基质治疗肛瘘术式的出现，标志着肛瘘生物学治疗时代的开始，代表了肛瘘治疗模式的重大转变。这种微创的、修复性的、不损害肛门功能和外观的治疗方式，可能会在很大程度上取代创伤大、破坏性强、损害肛门功能和外观的传统术式。除上述优点外，生物学疗法还有一个优点，即便治疗失败，经引流后仍可以重复治疗，且仍有相似的成功率。部分研究表明，肛瘘栓治疗低位肛瘘的愈合率达70%～100%，但对复杂性肛瘘的疗效较差，后继多数研究未能重复上述结果，多数治愈率低于50%。无论用纤维蛋白胶、猪小肠黏膜、基质肛瘘栓还是异体脱细胞真皮基质治疗肛瘘，目前都面临着同样的难题，即如何提高这些治疗的成功率，减少复发率，同时尽量提高生物学治疗的性价比。

目前，生物学治疗方法的缺点明显，如在国内花费较高、成功率差异较大，阻碍了其作为一线疗法在临床中的使用，但由于其具有微创、愈合快、不影响肛门功能、患者恢复时间短、可以重复治疗等显著的优点，对于缺乏其他的理想治疗方法的复杂肛瘘，将是一种非常有前景的方法。

## 九、经括约肌间瘘管结扎术（LIFT 术）

### （一）概述

2007 年，Arun 提出了 LIFT 术式，即括约肌间瘘管结扎术，该术式自括约肌间沟入路，游离并结扎瘘管，封闭内口，对远侧瘘管进行搔刮清理并旷置。随访26 周，治愈率94%，未发生肛门失禁，无其他严重并发症，表明由此入路处理肛瘘内口对于提高肛瘘治愈率有着较大优势。Seleri 对 26 例复杂肛瘘患者进行LIFT 手术治疗，随访 16 个月以上，初期愈合率 73%（19/26），7 例（27%）患者术后4～8 周内复发，并进行了二次手术治疗，在随访期间未发现肛门失禁等严重并发症。Alasari S 等对目前已发表的关于 LIFT 术式共 13 篇报道 435 例患者数据进行分析，最常见的肛瘘类型为经括约肌型肛瘘，约 92.64%，平均手术时间

39(±20.16)分钟,部分术者采取日间门诊手术,随访 33.92(±17.0)周,术后并发症率为 1.88%,无肛门失禁发生,总体愈合率为 81.37(±16.35)%,总体愈合时间 8.15(±5.96)周。

**(二)适应证、禁忌证**

经括约肌型肛瘘,并且要求肛瘘管道条索清晰明确,术前可采用挂线引流,利于管道形成。急性脓肿和炎症期为禁忌证。

**(三)麻醉与体位**

静脉麻醉、骶管内麻醉或硬膜外麻醉均可。

**(四)手术步骤**

(1)挂线引流超过 8 周,促进瘘管的纤维化。

(2)寻找并确认肛瘘内口,以探针从外口置入并循瘘管由内口穿出。

(3)在瘘管下方的肛管括约肌间沟做长为 1.5～2.0 cm 的弧形切口,分离至括约肌间平面,注意靠近外括约肌以免损伤内括约肌和直肠黏膜,分离出括约肌间的一段纤维化瘘管。

(4)在靠近内口、外口侧分别结扎括约肌间的瘘管。

(5)再次结扎加固,特别是靠近内口再次缝扎。

(6)离断瘘管,如过长可切除部分瘘管。

(7)剔除括约肌外侧瘘管、搔刮肉芽组织,扩大外口以利引流,缝合括约肌间切口。

**(五)注意要点**

核心技术是术前对瘘管走行准确判断及术前对内口的明确,先沿括约肌间找到瘘管,然后缝扎瘘管闭合内口,切除括约肌间段瘘管,最后用刮匙清理剩余瘘管坏死组织。

**(六)常见的并发症,预防及处理**

处理了内口及感染的肛腺组织,未损伤括约肌,不影响肛门功能,各文献均报道术后未出现肛门功能受影响。部分患者括约肌间切口感染,需敞开引流,换药促进愈合。

**(七)评述**

LIFT 技术是一种新式的操作简便,创伤较小,价格不贵,适用范围较广的保留括约肌的术式,近远期效果也比较满意,并且手术安全,未发生肛门失禁病例,虽然应用时间不长,但值得更多病例的多中心研究,以了解其长期疗效。

## 十、LIFT-plug 技术

### (一)诊治技术发展的历史

2012 年 Han 等提出的 LIFT-plug 术,该术式结合了肛瘘填塞术及 LIFT 手术二者优点,要求在外口与外括约肌缺损处填塞脱细胞真皮基质材料。

### (二)适应证与禁忌证

1.适应证

目前在经括约肌肛瘘治疗中应用效果满意,对高位复杂肛瘘尚需进一步实践证明。对于合并感染的肛瘘,感染得到控制一段时间后可进行手术。

2.禁忌证

特异过敏体质尤其是对胶原敏感的患者禁用此术式,急性感染患者或病灶感染控制不佳者禁用,复杂性肛瘘患者慎用。

### (三)麻醉与体位

静脉麻醉、骶管内麻醉或硬膜外麻醉均可。

### (四)手术需要的器械

生物材料:脱细胞真皮基质组织补片或猪小肠脱细胞黏膜基质制作的肛瘘栓。

### (五)手术步骤

(1)术前一天下午口服乳果糖或聚乙二醇行肠道准备。寻找瘘管外口,用探针自瘘管外口插入。探查瘘管走行,并找到内口,当内口不易穿出时不必勉强捅出,以免造成假内口,触摸探针接近直肠黏膜即可。

(2)在探针引导下经瘘管上方沿肛缘括约肌间沟行 1.5～2.0 cm 弧形切口,进入内外括约肌间平面。沿内外括约肌间分离瘘管,贴近内括约肌平面将其横断,3-0 可吸收缝线缝合关闭瘘管的内括约肌侧开口。再向外括约肌分离切断外括约肌侧瘘管,切除 1 cm 左右瘘管送病理。用刮匙彻底刮除内外括约肌间的感染肉芽组织以及皮下至外括约肌的瘘管内的感染肉芽组织,用甲硝唑生理盐水冲洗瘘管。

(3)将裁剪合适的真皮组织补片或肛瘘栓以生理盐水浸泡5～10分钟。再次确认瘘管,将真皮组织补片或肛瘘栓填塞至瘘管内,内侧以可吸收线缝合固定。修剪外口处补片或肛瘘栓,使之与皮肤平齐。内外括约肌间切口予以间断疏松缝合。

（4）局部纱布加压包扎，结束手术。术后控制排便3天，局部给予换药处理。

**（六）术中注意要点**

（1）准确寻找瘘管，尽量靠近内括约肌平面横断瘘管并缝合结扎。

（2）彻底清理内外括约肌间的感染肉芽组织以及皮下至外括约肌的瘘管内的感染肉芽组织。

（3）要确切缝合固定生物材料，防止术后脱落。

**（七）常见的并发症，预防及处理**

**1.肛周脓肿**

术中尽量遵循无菌原则，避免创面及生物材料污染，术后保持局部清洁，引流通畅，防止积液或积脓。脓肿形成后通畅引流可自行好转，必要时敞开引流。

**2.生物材料脱落**

术中缝合固定应确切，术后清洁切口时避免误牵扯。

**3.复发**

可能与局部感染组织残留有关，应彻底清除。

**（八）评述**

LIFT-plug手术操作简单，手术时间短，约20分钟左右，无复杂的设备及技术要求，专科医师经短期培训后即可独立完成，有利于推广。术后治愈率高，复发率低，且创伤小、恢复快，无明显疼痛，并发症少，术后3天即可出院居家治疗，节省了住院时间及社会成本。但治疗过程中应严格掌握适应证，此外所使用生物材料，费用较高。此外，还需进一步随机对照临床研究，扩大病例数，并延长随访时间，明确长期疗效和优势。

**十一、视频辅助肛瘘治疗术**

2006年Meinero首次提出了视频辅助肛瘘治疗术（video-assisted anal fistula treatment，VAAFT）。VAAFT通过运用肛瘘镜进入瘘管腔内，直视下精确识别瘘管解剖（主管和支管）、内口或慢性脓肿，并电灼瘘管壁。VAAFT分为两阶段：诊断阶段和治疗阶段。诊断阶段主要是正确定位内口、可能存在的支管或慢性脓肿；治疗阶段主要是在腔内破坏瘘管、清理瘘管并关闭内口。

2011年Meinero报道了至今为止最大样本VAAFT治疗结果，2006—2011年136例肛瘘患者中98例患者术后随访6个月以上，74例（75.5%）为经括约肌型肛瘘,9例(9.2%)为括约肌外型肛瘘,6例(6.2%)为括约肌上型肛瘘,9例(9.2%)为马蹄形肛瘘。术后无严重并发症发生,2例尿潴留,1例阴囊水肿。患者均在术后3天内恢复正常工作。术后2～3个月,72例(73.5%)患者治愈,其中62例随访超过1年,治愈率为87.1%(54/62)。该手术具有创伤小、无括约肌损伤、住院时间短、术后恢复快等优点,但需要肛瘘镜等特殊设备。VAAFT初步研究结果令人鼓舞,我们同样期待大样本的长期随访结果。

### 十二、克罗恩病肛瘘的治疗

肛瘘是克罗恩病治疗中最困难和最棘手的并发症。肛瘘是克罗恩病的常见并发症,占全部克罗恩病患者的6%～34%。克罗恩病肠道受累的位置影响肛瘘的发生率。慢性结肠克罗恩病患者有较高的肛瘘发生率,而直肠克罗恩病则100%并发肛瘘。克罗恩病肛瘘的治疗目的是减轻症状和防止大便失禁。由于手术治疗此类肛瘘时常伴发伤口难以愈合并存在肛门失禁的风险,因此,首选保守治疗。大约39%的此类肛瘘可以不通过手术自愈。

药物治疗包括抗生素(甲硝唑、环丙沙星)和免疫抑制剂(皮质醇类药物、6-巯基嘌呤、硫唑嘌呤、英夫利昔单抗)。90%的患者应用甲硝唑联合喹诺酮类抗生素治疗有效(至少是暂时性改善)。有限的数据显示,硫唑嘌呤、6-巯基嘌呤、环孢素和他克莫司也能治愈克罗恩病肛瘘。英夫利昔单抗可使克罗恩病肛瘘的治愈率提高至46%。

手术治疗克罗恩病肛瘘须根据疾病程度和症状轻重采取个体化原则。无症状和局部感染体征的克罗恩病肛瘘无需手术治疗,克罗恩病肛瘘可能继发于克罗恩病或隐窝感染,无论病因如何,肛瘘都可以保持长时间静止状态,无需手术。有症状的单纯性低位克罗恩病肛瘘未涉及或涉及少部分肛门外括约肌,可采用肛瘘切开术,由于该病的慢性病程和高复发率,应尽可能保留括约肌功能。切开前应综合考虑所有的危险因素,如肛门直肠疾病的严重程度、括约肌功能、直肠顺应性、是否存在活动性直肠炎、有无肛门直肠手术史和排粪协调性等。选择适当患者进行手术的治愈率为56%～100%,轻度肛门失禁率为6%～12%,伤口愈合需3～6个月,肛门失禁可能与既往肛瘘手术史相关。复杂性克罗恩病肛瘘可接受长期(通常＞6周)挂线引流的姑息性治疗,目的是持续引流和防止肛瘘外口闭合,从而控制感染。但即便如此,反复感染率仍达20%～40%,8%～13%的患者有不同程度的粪漏。在诱导治疗后,挂线引流联合英夫利昔单抗治疗的愈合率为24%～78%,其中25%～100%的患者对英夫利昔单抗维持治疗有效。无活动性直肠炎的复杂性克罗恩病肛瘘可考虑黏膜瓣前徙术,短期治愈率为 64%～75%,复发率与随访时间呈正相关。克罗恩病并发直肠阴道瘘接受该手术的短期治愈率为 40%～50%,活动性直肠炎可以首先接受生物制剂治疗,症状缓解一段时间后接受该手术。少数广泛进展型复杂性克罗恩病肛瘘患者,为控制肛周感染,可能需要接受直肠切除或永久性肠造口手术。永久性造口和直肠切除手术的危险因素:伴有结肠疾病、持续性肛周感染、既往临时性造口、排粪失禁和肛管狭窄。尽管接受了恰当的药物和微创治疗,仍有 8%～40% 的患者需要接受直肠切除术来控制顽固症状。

总体来说,克罗恩病肛瘘的外科手术应结合内科治疗,并根据患者症状严重程度制订个性化手术方案,避免激进手术引发肛门功能的损伤。

# 第六章

# 炎症性肠病

## 第一节 溃疡性结肠炎

### 一、溃疡性结肠炎的内科治疗

溃疡性结肠炎（ulcerative colitis，UC）的治疗目标是诱导缓解并维持缓解，防治并发症，改善患者生存质量。当今的观点，缓解的定义是指无激素治疗的临床缓解和黏膜愈合。研究证明取得内镜下黏膜愈合与低复发率密切相关，只达到临床缓解而未取得内镜下黏膜愈合者往往处于所谓"亚理想治疗"状态而反复复发。

#### （一）活动期的治疗

治疗方案的选择主要根据病变累及的范围和病情活动性的程度，并结合疾病的模式加以考虑（病程、复发频率、对既往治疗的反应及对药物的耐受情况）。治疗过程中应根据对治疗的反应及对药物的耐受情况随时调整治疗方案。决定治疗方案前应向患者详细解释方案的效益与风险，在与患者充分交流并取得合作之后实施。

1.直肠炎

美沙拉嗪栓剂为直肠给药首选。剂量为 1.0 g/d，超过 1.0 g/d 一般不会产生剂量效应。每天1次与分次用药疗效相当。因栓剂能更有效地向直肠释放药物，对直肠炎而言栓剂比灌肠剂更有效。局部使用美沙拉嗪的疗效优于局部使用糖皮质激素，因此，局部使用糖皮质激素可作为局部美沙拉嗪无效或不能耐受者的二线方案，如布地奈德泡沫剂每次 2 mg、1～2 次/天。单独口服美沙拉嗪疗效逊于局部使用美沙拉嗪的疗效，但联合应用口服及局部美沙拉嗪比任何单一途径更有效，因此联合应用口服 5-氨基水杨酸（5-ASA）及局部使用美沙拉嗪可作为升级治疗方案。局部使用美沙拉嗪与局部糖皮质激素联合应用比任何单一药物更有效,因此可作为疗效欠佳时的替代方案。

联合应用口服及局部使用美沙拉嗪或(及)糖皮质激素治疗无效者,可加用口服糖皮质激素。

2.轻至中度左半结肠炎

(1)氨基水杨酸制剂:以口服氨基水杨酸制剂联合美沙拉嗪灌肠为首选治疗方案。如前述,对照研究证明口服美沙拉嗪联合美沙拉嗪灌肠的疗效优于单独口服美沙拉嗪或单独美沙拉嗪灌肠的疗效,因此,强调治疗左半结肠炎以口服联合灌肠为首选(局部美沙拉嗪不耐受者可用糖皮质激素灌肠)。

氨基水杨酸制剂包括柳氮磺吡啶(SASP)和其他各种不同类型 5-氨基水杨酸(5-ASA)制剂。口服 SASP 疗效与其他 5-ASA 制剂相似,但不良反应远较这些 5-ASA 制剂多见。没有证据显示不同类型 5-ASA 制剂疗效上有差别。口服 5-ASA 存在量效关系,诱导缓解的美沙拉嗪口服剂量至少 2 g/d,更高剂量可能提高有效率。欧洲国家推荐美沙拉嗪灌肠的剂量为不少于 1 g/d。研究证明,治疗活动性 UC,美沙拉嗪每天 1 次顿服与分次服用疗效相当,对左半结肠炎的亚组分析显示,1 次顿服获得的临床缓解率更高。

柳氮磺吡啶不良反应多见,分为两大类型,一类是剂量相关的不良反应如恶心、呕吐、食欲减退、头痛、可逆性男性不育等,餐后服药可减轻消化道反应。另一类不良反应属于过敏,有皮疹、粒细胞减少、自身免疫性溶血、再生障碍性贫血等,因此服药期间必须定期复查血常规,一旦出现此类不良反应,应改用其他药物。美沙拉嗪不良反应很少见,患者易耐受。不良反应包括皮疹、头痛、肌痛、恶心、腹泻、血小板减少等。肾功能损害(包括间质性肾炎和肾病综合征)罕见。对已存在肾功能受损或者正在使用额外的潜在肾毒性药物的患者,在使用 5-ASA 期间应监测肾功能,在治疗开始及第 1 年每 3～6 个月检查肌酐,之后每年复查 1 次。

(2)糖皮质激素:轻至中度活动性左半结肠炎一般以氨基水杨酸制剂治疗为首选,是否使用口服糖皮质激素则取决于患者对氨基水杨酸制剂的反应和耐受程度、患者的期望以及医师的经验。一般而言,按标准氨基水杨酸类制剂治疗的患者,直肠出血停止时间约为 7～14 天,达到各种症状完全缓解的时间约为 1～2 个月。因此,下列情况可考虑应用口服糖皮质激素:①足量氨基水杨酸类制剂治疗(一般 2～4 周)症状控制不佳者。②对美沙拉嗪不耐受。③症状较重,医师认为需要或患者希望更快、更有效控制症状时。口服糖皮质激素剂量按相当于泼尼松 0.75～1 mg/(kg·d)给药,达到症状缓解后开始逐渐缓慢减量至停药(一般2个月左右),注意快速减量会导致早期复发。

3.轻至中度广泛性结肠炎

广泛性结肠炎的特点是发展为重度活动性较多见,因此,开始治疗时要更积极、随访要更紧密。轻至中度活动性广泛性结肠炎与轻至中度活动性左半结肠炎的治疗原则相仿,但强调:①治疗以口服足量氨基水杨酸类制剂为主,为提高疗效,在患者能耐受时宜辅以美沙拉嗪或糖皮质激素灌肠。②足量氨基水杨酸类制剂治疗无效时,即应改用口服糖皮质激素治疗。

4.重度结肠炎

病情重、发展快,处理不当会危及生命。应立即收入院,予积极治疗。

(1)一般治疗:①补液、补充电解质,防止水、电解质、酸碱平衡紊乱,特别是注意补钾。便血多、血红蛋白过低者适当输红细胞。病情严重者暂禁食,予胃肠外营养。②大便培养排除肠道细菌感染。检查是否合并艰难梭菌及CMV 感染。如有则做相应处理。③注意忌用止泻剂、抗胆碱能药物、阿片制剂、NSAIDs 等以避免诱发结肠扩张。④对中毒症状明显者可考虑静脉用广谱抗菌药物。

(2)静脉用激素:为首选治疗。甲泼尼龙 60 mg/d,或氢化可的松 400 mg/d,剂量再大不会增加疗效,但剂量不足亦会降低疗效。

(3)需要转换治疗的判断及转换治疗方案的选择。

需要转换治疗的判断。在静脉用足量激素治疗大约3～5 天仍然无效,应转换治疗方案。所谓"无效"除看排便频率和血便量外,宜参考全身状况、腹部体检、腹部平片(结肠扩张、黏膜岛、小肠积气)及血清炎症指标(血沉和C 反应蛋白)进行判断。转换治疗的时间点,亦宜视病情之严重程度和恶化倾向,适当提早或延迟。但应牢记,不恰当的拖延势必大大增加手术风险。

转换治疗方案有两种选择。一是转换药物的所谓"拯救"治疗,依然无效才手术治疗;二是立即手术治疗。

"拯救"治疗。①环孢素 A(CsA):2～4 mg/(kg·d)静脉滴注。该药起效快,短期有效率可达60%～80%,可有效减少急诊手术率。使用期间需定期监测血药浓度,严密监测不良反应。有效者,待症状缓解改为口服继续使用一段时间(不应超过6个月),逐渐过渡到硫嘌呤类药物维持治疗;4～7 天治疗无效者,应及时转手术治疗。研究显示,以往服用过硫嘌呤类药物者对环孢素 A 短期及长期疗效显著差于未使用过硫嘌呤类药物者。②英夫利西单抗:新近一项对照研究提示英夫利西单抗和环孢素作为"拯救"治疗的疗效和不良反应均无显著差异。因此,选择何种"拯救"治疗,取决于患者个体状况及医师的用药经验。在"拯救"治疗失败而手术不可避免的情况下,环孢素远比英夫利西单抗更快被清除,而鉴于脓毒症是结肠切除术后的主要并发症与致死原因,因此,环孢素 A 较英夫利西单抗更有优势。但环孢素 A 治疗窗窄、不良反应较多(国外报道有3%~4%的病死率),在合并低胆固醇血症及低镁血症的患者中更易引起神经系统不良反应,这也是应用时的顾虑。已往使用硫嘌呤类药物治疗无效者,环孢素 A 亦多无效,宜优先考虑英夫利西单抗。

立即手术治疗。在转换治疗前应与外科医师和患者密切沟通,以权衡先予"拯救"治疗与立即手术治疗的利弊,视具体情况决定。对中毒性巨结肠者一般宜早期手术。

5.难治性 UC

临床上可把常规糖皮质激素和 5-ASA 治疗无效或激素依赖的 UC 视为难治性 UC,在排除感染等并发症后,根据不同情况处理如下。

(1)激素依赖性 UC:在激素减量过程中复发者,加用硫唑嘌呤(AZA)或6-巯基嘌呤(6-MP)。国外报道 AZA 对维持无激素临床缓解有效。在停用激素以 5-ASA 维持治疗期间短期内(<3 个月)复发者,需再次接受激素诱导治疗,并宜加用 AZA 或 6-MP。关于硫嘌呤类药物的使用详见克罗恩病(CD)治疗部分。但要注意,临床上治疗 UC 时常将 5-ASA 与硫嘌呤类药物合用,5-ASA 会增加硫嘌呤类药物骨髓抑制的毒性,因此,此时硫嘌呤类药物的起始剂量宜少于通常的推荐剂量[如 AZA 用 1 mg/(kg·d)],并在严密监测下进行剂量调整。亦可在一开始即考虑予英夫利西治疗,或在加用硫嘌呤类药物无效时予英夫利西治疗。关于英夫利西单抗的使用详见 CD 治疗部分。

(2)口服激素无效的 UC:足量糖皮质激素口服治疗 1 个月未取得临床缓解者,视为口服激素无效,应考虑改变治疗方案(临床实际工作中宜视病情,不必等至 1 个月)。尝试静脉使用激素并加用硫嘌呤类药物疗效不确定。英夫利西单抗应是这类患者的最佳选择,英夫利西单抗疗效已为国外研究所肯定,国外报道英夫利西单抗与 AZA 合用可取得更佳疗效。有个别非对照研究报道口服他克莫司有一定疗效,但要求达到较高谷浓度。白细胞洗涤技术日本有成功报道。粪菌移植正在研究中。

(3)择期结肠切除术:对上述各种药物治疗无效或(及)药物不良反应已严重影响生存质量者,应考虑择期结肠切除术。

### (二)缓解期的维持治疗

**1.维持治疗的目标**

维持临床(无症状)和内镜(黏膜愈合)的无激素缓解。

**2.需要维持治疗的对象**

推荐所有确诊的 UC 患者接受维持治疗。

**3.维持治疗的药物**

激素不能作为维持治疗药物。维持治疗药物选择视诱导缓解时用药情况而定。

(1)氨基水杨酸制剂:由氨基水杨酸制剂或激素诱导缓解后以氨基水杨酸制剂维持,口服剂量为原诱导缓解剂量的全量或半量,可根据个体化调整,如原病情较重、复发较频(≥2 次/年)者可能需要较高剂量 5-ASA。如用 SASP 维持,剂量一般为 2~3 g/d,并应补充叶酸。欧洲共识意见认为 5-ASA 每天 1 次顿服优于分次口服。远段结肠炎以美沙拉嗪局部用药为主(直肠炎用美沙拉嗪栓剂 0.5~1 g 每晚 1 次;直乙结肠炎用美沙拉嗪灌肠剂 1~2 g 隔天至数天 1 次),加上口服氨基水杨酸制剂更好。

(2)硫嘌呤类药物:用于氨基水杨酸制剂不耐受者、激素依赖者、环孢素或他克莫司诱导缓解者、英夫利西诱导缓解者。剂量与诱导缓解时相同。

(3)英夫利西:以英夫利西单抗诱导缓解后继续以英夫利西单抗维持,用法参考 CD 治疗。也可试用硫嘌呤类药物维持,但既往使用硫嘌呤类药物失败者不宜。

(4)其他:肠道益生菌和中药治疗维持缓解的作用尚有待进一步研究。

**4.维持治疗的疗程**

(1)口服氨基水杨酸制剂维持治疗的疗程,为防止复发宜视病变范围、复发频率、最近复发病情活动性严重程度及治疗效果、药物耐受性等因素而作个体化决定,基于发病后 3~5 年复发可能较频,我国共识认为维持治疗的疗程应为 3~5 年或更长。但从减少大肠癌风险而言,则主张长期维持治疗。

(2)对硫嘌呤类药物及英夫利西单抗维持治疗的疗程未有共识,视患者具体情况而定。

### (三)储袋炎的治疗

UC 结肠切除及 IPAA 术后储袋炎的治疗,尤其是对慢性难治性储袋炎的治疗,至今尚无很理想的治疗办法。我国这方面的临床经验很少,下面所介绍的治疗方法主要摘录于欧洲近年的共识意见。治疗前强调鉴别诊断。

急性储袋炎抗生素有效，常用环丙沙星（1 g/d，分次服）或甲硝唑 [20 mg/(kg·d)，分次服]，疗程2周。水泻严重者可加用止泻药。大部分患者经抗生素治疗可缓解。单一抗生素治疗4周无效者视为慢性储袋炎，可予两种抗生素联合应用，4周疗程相当部分患者可获缓解。无效者试用布地奈德（9 mg/d，分次服）。上述治疗无效者视为难治性储袋炎，可试加用环丙沙星、甲硝唑或布地奈德等灌肠剂，硫唑嘌呤可用于布地奈德依赖者，近年报道英夫利西有效。复发频、慢性、难治性的储袋炎均应维持治疗，益生菌有效，经证实有效的益生菌为 VSL♯3。

### 二、溃疡性结肠炎的外科治疗

#### (一)概述

全结直肠切除及回肠储袋-肛管吻合术（IPAA）目前已成为治疗绝大多数溃疡性结肠炎（UC）患者的标准术式。这一重建性术式恢复了消化道的连续性，保留了肛门括约肌的功能，避免了术后永久造瘘的痛苦，开创了溃疡性结肠炎外科治疗的新时代。该术式改良自19世纪40年代采用的回肠肛管直接吻合术，为解决患者术后便次频繁、紧迫感等排便功能障碍，Valiente 和 Bacon 于1955年首次描述了回肠储袋-肛管吻合术的动物实验，最终英国伦敦圣马克医院的 Parks 医师于1978年报道了首例应用于患者的S形回肠储袋肛管吻合术。尽管此后出现了一些技术上改良的术式，但其基本原则并未改变，即首先施行全直肠结肠切除术，然后构建回肠储袋，最后行回肠储袋-肛管吻合。大多数患者需行预防性回肠造口。

#### (二)手术适应证和禁忌证

药物治疗失败的顽固性溃疡性结肠炎、激素依赖或不耐受病例，以及在结肠炎基础上发生黏膜不典型增生或恶变是择期行全结直肠切除及回肠储袋-肛管吻合术的适应证。合并严重并发症或药物治疗无效的溃疡性结肠炎急性发作通常需要急诊行结肠全/次全切除术，然后分期行直肠切除及回肠储袋-肛管吻合术。

进展期低位直肠癌、肛门括约肌功能障碍及病理学确诊的克罗恩病是全结直肠切除及回肠储袋-肛管吻合术的禁忌证。尽管年龄不是绝对禁忌，但肛门括约肌的静息压和收缩压通常随年龄增长而下降，对60岁以上的老年女性病例尤其需要加以注意。

### (三)手术时机

回肠储袋-肛管吻合术应择期进行。下列情况应先考虑先施行结肠全/次全切除及末端回肠造瘘(图 6-1),再分期行直肠切除及回肠储袋-肛管吻合术:可疑克罗恩病;术前需要大剂量激素治疗(泼尼松50～60 mg/d);中毒性巨结肠;严重肥胖;重度营养不良。随着英夫利昔单抗等抗肿瘤坏死因子制剂的广泛应用,越来越多的患者在手术前接受了生物治疗,需要考虑这些药物带来的额外风险。建议最后一次使用英夫利昔单抗距手术不足 12 周的患者,应首先施行结肠次全切除术,以避免术后感染性并发症的发生。主张将远端无功能性乙状结肠残端闭合后上提固定于正中切口尾端的皮下层(图 6-2),以降低残端漏导致腹膜炎的风险。一旦发生结肠残端破裂,只需敞开残端表面的皮肤切口,按结肠造瘘处理即可。此外,包埋于皮下的残端可以在施行下一阶段直肠切除术时轻松找到。如果行分期手术,回肠储袋-肛管吻合术可在结肠切除后 6 个月进行。90%以上的患者需要行临时性回肠造口,3 个月后关闭造口。关闭回肠造口前,常规对储袋行造影和内镜检查以明确回肠储袋和吻合口的完整性。

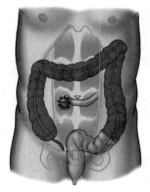

图 6-1　结肠次全切除及末端回肠造瘘

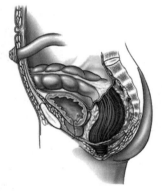

图 6-2　结肠次全切除,乙状结肠残端固定于正中切口尾端的皮下层

### (四)术前准备

术前应与患者及家属充分沟通,包括手术适应证、替代疗法、并发症及储袋功能等。术前准备包括以下几种。

(1)全面评估患者的手术耐受力。

(2)结肠镜检评估病变范围,活检排除克罗恩病或恶变。

(3)肛门括约肌功能检查。

（4）标记回肠造口位置,造口治疗师指导造瘘口护理。

（5）机械性肠道准备。

（6）麻醉后,患者取截石位,以生理盐水盥洗直肠直至清亮。留置导尿,胃肠减压。静脉预防性应用甲硝唑和第三代头孢菌素。预防深静脉血栓形成。

### (五)手术技巧

#### 1.游离结肠

取腹部正中切口,进腹后探查小肠,排除克罗恩病或恶性肿瘤。游离全结肠,贴近肠管结扎并切断肠系膜血管。如果术前发现不典型增生或癌变,或者患者病史超过 10 年以上,推荐高位结扎肠系膜血管,行根治性结肠切除。

#### 2.游离直肠

识别输尿管,在骨盆缘识别并保护骶前神经,沿直肠深筋膜和骶前筋膜之间平面游离直肠后壁直达肛提肌水平(图 6-3)。保证骶前筋膜的完整能避免损伤神经和骶前血管,从而预防性功能障碍和大出血。直肠后壁游离结束后,自腹膜反折上方 1 cm 开始游离直肠前壁。游离层面位于 Denonvilliers 筋膜后方,越过精囊腺下缘后贴近直肠游离,这有助于最大程度地避免损伤位于 Denonvilliers 筋膜前方的自主神经丛。贴近直肠切断直肠侧韧带。向下游离到达前列腺下缘或阴道的下 1/3 水平,此时直肠已被充分游离达肛提肌平面,最后按吻合方式(吻合器法或直肠黏膜切除手工缝合法)决定直肠离断水平。大纱布垫填塞盆腔以充分止血,剖开切除标本检查是否存在克罗恩病或大肠癌的表现。

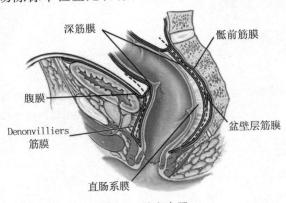

图 6-3　游离直肠

#### 3.游离小肠

回肠储袋构架的关键在于充分游离小肠,使之无张力地到达肛提肌平面。可能造成吻合口张力的原因:①过度肥胖。②既往腹部手术导致的广泛粘连。

③既往小肠切除。④患者需要直肠黏膜剥除,手工缝合。

解决方法:①充分游离小肠系膜直到十二指肠水平部。②在肠系膜上动脉起始处结扎切断回结肠动静脉。③在吻合前一定要确定储袋顶端能够无张力到达盆底,可以如图6-4所示,钳夹储袋顶端牵拉储袋达肛提肌水平,如顺利与伸入肛管的助手示指尖相触则表明可以无张力完成吻合,否则:切除肠系膜上血管右侧的腹膜,以增加肠系膜的活动度;或者,沿肠系膜上血管走行,于其表面的系膜做多个1～2 cm的横切口(图6-5)。

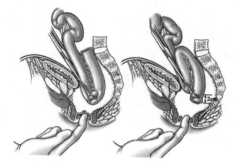

图6-4 确定储袋顶端能够无张力到达盆底

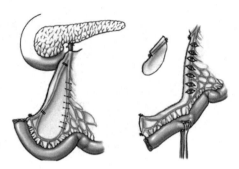

图6-5 肠系膜上血管表面系膜开窗

**4.储袋构建及吻合**

常见的储袋结构包括J形(2袢)、S形(3袢)或W形(4袢)(图6-6)。其构建可用吻合器法或手工缝合法。J形储袋构建最为简单,其功能与上述结构复杂的储袋功能相当,因而最为常用。除结构外,其他因素诸如菌群、动力及通过性亦是决定储袋功能的重要因素。储袋的大小至关重要,过小的储袋不具备储便功能,过大则易导致排便困难。储袋的容量一般在术后1年增大到最初的2～4倍。

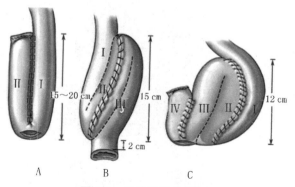

图6-6 常见的储袋结构

A.J形储袋;B.S形储袋;C.W形储袋

J形储袋由于制作简便而被广泛应用。以温盐水清洗远端 1/2 回肠后，将末段 30～40 cm 的回肠折叠成 15～20 cm 的两段。在储袋尖端做一 1.5 cm 的纵行切口。使用 ILA-100 直线切割缝合器通过切口行两段回肠间侧-侧吻合 2 次。关闭 J形储袋的盲袢，连续缝合加固残端。检查吻合口判断有无出血。在储袋尖端切口处行荷包缝合后，用生理盐水灌洗来确定储袋的完整性（图 6-7）。

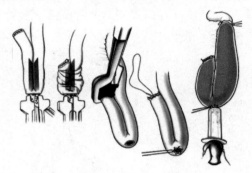

图 6-7　J 形储袋的制作

尽管 J形储袋最为常用，但当患者肠系膜较短、脂肪组织较多，或骨盆深窄时，S形储袋可能是最佳选择，因为 S形储袋可以比 J形储袋多向下延伸 2～4 cm（图 6-8）。S形储袋的制作需要 3 段长 12～15 cm 的末端回肠，首先在 3 段肠袢间行浆肌层缝合，然后 S形切开肠管前壁，分别连续缝合后壁和前壁全层，前壁浆肌层包埋，注入生理盐水试漏。储袋的出口应短于 2 cm，以避免排便困难（图 6-8）。

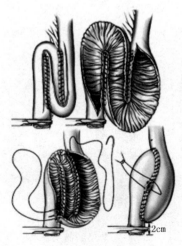

图 6-8　S 形储袋的制作

关于究竟采用吻合器法还是手工缝合法完成储袋-肛管吻合一直存在争议。争论的核心在于是否要切除肛管移行带(anal transitional zone,ATZ)。吻合器法在肛管直肠环水平切断直肠,保留了1～2 cm的肛管移行带黏膜以便插入吻合器头部,因此使肛管的感觉上皮得以保留,同时降低了吻合口的张力。其优点是操作简便、较低的并发症发生率和更好的排便功能。其缺点在于保留的移行带上皮存在恶变可能。但研究表明,经过10年以上的随访,移行带上皮发生不典型增生的概率为4.5%,没有出现癌变。肛管移行带切除理论上消除了残留上皮恶变的可能,但残留的一些"上皮岛"被包埋在储袋下,一旦恶变,反而更加难以早期发现。术前已经确诊的直肠中下段癌或不典型增生的病例,移行带切除和手工吻合应作为首选。

如果采用双吻合器法,则一般用 PI-30 直线缝合器在肛管直肠环水平切断闭合直肠(图 6-9)。此时可由助手协助确定切断线,助手将右手示指伸入肛门,近端指间关节置于肛缘,指尖即对应肛管直肠环水平(图 6-10)。自肛门插入29 mm或31 mm 圆形吻合器头部,枪头自直肠闭合线下方穿出(图 6-11),与已置于储袋顶端的吻合器抵钉座对合。旋紧吻合器使两端肠管靠拢,击发吻合器完成吻合(图 6-12)。检查远近端两个吻合圈。使用生理盐水进行试漏检查确认吻合的完整性。吻合完成前注意理顺小肠的方向避免小肠系膜扭转。对女性患者应注意避免误将阴道后壁夹入(图 6-12)。

如果采用手工缝合法,首先在肛门的四个象限以牵引线牵开肛缘,置入肛门拉钩。避免过度牵拉肛管以免损伤肛门括约肌。自齿状线向上注射10～15 mL 稀释肾上腺素(1：100 000)溶液,使直肠黏膜与其下的括约肌分离,以电刀直视下切除全部黏膜,注意避免残留"上皮岛"。于齿状线上放射状留置缝合线,向下将储袋顶端拉至肛管边缘,将此前缝合在齿状线上的缝线全层穿过储袋的顶端完成吻合(图 6-13)。为避免储袋-阴道瘘的发生,在女性患者直肠前壁缝合时不宜过深。无论以何种技术而完成吻合,都要经肛门注入空气进行试漏试验(图 6-14)。术后常规留置骶前负压引流3～4 天,或当引流量＜50 mL/d 时予以拔除。

5.回肠造口

由于大量的吻合存在以及患者常伴有贫血、营养不良等并发症,绝大多数患者需要临时转流粪便。一般将距储袋近端20～25 cm 的回肠于右下腹预先标记处造口,3 个月后关闭造口。抗拒造口意愿强烈的择期手术患者,如符合标准可以不进行粪便转流,患者需满足:无张力下吻合器法吻合,吻合圈完整无渗漏,止血充分,患者无贫血、营养不良、长期大量激素治疗(泼尼松＞20 mg/d)病史。术后常规经肛留置 32 号蘑菇头引流管 4～5 天。

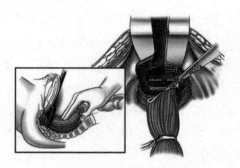

图 6-9　直线缝合器切断闭合直肠

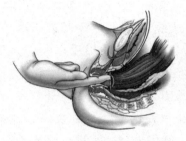

图 6-10　确定离断直肠的位置

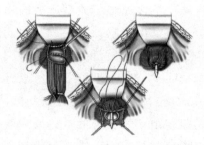

图 6-11　经肛门插入吻合器

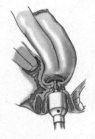

图 6-12　击发吻合器完成吻合时应注意避免误将女性患者的阴道后壁夹入

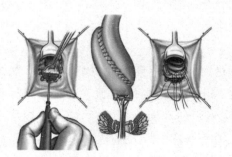

图 6-13　手工缝合法

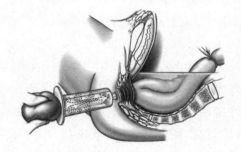

图 6-14　空气测漏试验

# 第二节　克罗恩病

## 一、克罗恩病的内科治疗

克罗恩病(Crohn's disease,CD)的传统治疗目标是诱导临床缓解和维持临床缓解,防治并发症,改善生存质量。

### (一)活动期的治疗

治疗方案的选择建立在对病情进行全面评估的基础上。开始治疗前要认真检查有无全身或局部感染,特别是使用全身作用激素、免疫抑制剂或生物制剂者。治疗过程中应根据对患者治疗的反应及对药物的耐受情况随时调整治疗方案。决定治疗方案前应向患者详细解释方案的效益与风险,在与患者充分交流并取得合作之后实施。

**1.一般治疗**

(1)戒烟:必须要求患者戒烟,继续吸烟会明显降低药物疗效、增加手术率及术后复发率。

(2)营养支持:CD患者常见营养不良,注意检查患者的体重及 BMI(并作营养风险评估),铁、钙等物质及维生素(特别是维生素 D、维生素 $B_{12}$)是否缺乏,并做相应处理。对重症患者可予肠内营养及/或肠外营养。

**2.药物治疗方案的选择**

(1)根据疾病活动严重程度及患者对治疗的反应选择治疗方案如下。

轻度活动性 CD 的治疗。①氨基水杨酸类制剂:适用于结肠型,末段回肠型和回结肠型应使用美沙拉嗪。②布地奈德:病变局限在回肠末段、回盲部或升结肠者,布地奈德疗效优于美沙拉嗪。

对上述治疗无效的轻度活动性 CD 患者视为中度活动性 CD,按中度活动性 CD 处理。

中度活动性 CD 的治疗。①激素:是治疗的首选。病变局限在回盲部者,为减少全身作用激素相关不良反应,可考虑布地奈德,但该药疗效对中度活动性 CD 不如全身作用激素。②激素与硫嘌呤类药物或甲氨蝶呤(MTX)合用:激素无效或激素依赖时加用硫嘌呤类药物或 MTX。有研究证明这类免疫抑制剂对诱导活动性 CD 缓解与激素有协同作用,但起效慢(硫唑嘌呤要在用药达

12～16 周才达到最大疗效),因此其作用主要是在激素诱导症状缓解后,继续维持撤离激素的缓解。硫唑嘌呤(AZA)与 6-巯基嘌呤(6-MP)同为硫嘌呤类药物,两药疗效相似,开始选用 AZA 还是6-MP,主要是用药习惯问题。我国医师使用 AZA 的经验较多。使用 AZA 出现不良反应的患者转用 6-MP 后,部分患者可以耐受。硫嘌呤类药物无效或不能耐受者,可考虑换用 MTX。③生物制剂:抗 TNF-α 制剂包括英夫利西单抗、阿达木单抗、赛妥珠单抗。英夫利西是我国目前唯一批准用于 CD 治疗的生物制剂。英夫利西用于激素及上述免疫抑制剂治疗无效或激素依赖者,或不能耐受上述药物治疗者。

重度活动性 CD 的治疗。重度患者病情严重、并发症多、手术率及病死率高,应及早采取积极有效措施处理。①确定是否存在并发症:局部并发症如脓肿或肠梗阻,全身并发症如机会感染。强调通过细致检查尽早发现并做相应处理。②全身作用激素:口服或静脉给药,剂量为相当泼尼松 $0.75\sim1$ mg/(kg·d)。③英夫利西单抗:视情况,可在激素无效时应用,亦可一开始就应用。④手术治疗:激素治疗无效者可考虑手术治疗。手术指征和手术时机的掌握应从治疗开始就与外科医师密切配合,共同商讨。⑤综合治疗:合并感染者予环丙沙星和/或甲硝唑或其他广谱抗生素。视病情予输液、输血及输清蛋白。视营养状况及进食情况予以肠内营养和/或肠外营养支持。

特殊部位 CD 的治疗。①广泛性小肠病变的治疗:存在广泛性小肠病变(累计长度>100 cm)的活动性 CD 常导致营养不良、小肠细菌过度生长、因小肠多处狭窄而多次手术造成短肠综合征等严重而复杂的情况,因此早期即应予积极治疗,如早期应用免疫抑制剂(AZA、6-MP、MTX),对病情重或复发者早期考虑予英夫利西。营养治疗应作为重要辅助手段,亦可考虑试用全肠内营养作为一线治疗(详后述)。②食管和胃十二指肠病变的治疗:食管、胃、十二指肠 CD 可单独存在,亦可与其他部位 CD 同时存在。其治疗原则与其他部位 CD 相仿,不同的是:①加用质子泵抑制剂对改善症状有效。②该类型 CD 一般预后较差,宜早期应用免疫抑制剂(AZA、6-MP、MTX),对病情重者早期考虑予英夫利西单抗。

(2)根据对病情预后估计制订治疗方案。生物制剂的应用改变了传统的治疗观点。因为生物制剂能大大提高黏膜愈合率,而黏膜愈合又与 CD 的临床复发率以及手术率的减少密切相关。因此有理由预期,在 CD 病程未进展至狭窄或穿透等不可逆性肠道结构损害前,早期应用生物制剂有可能改变或延缓 CD 的自然病程。研究还显示,早期积极治疗有可能提高缓解率及减少缓解期复发率,乃至提高黏膜愈合率。而对哪些患者需要早期积极治疗,取决于对患者预后的估计。称为"病情难以控制"的高危因素正在逐步被认知。所谓"病情难以控制",一般指患者在短时间内出现复发而需要重复激素治疗或发生激素依赖,或者在较短时间内需行肠切除术等预后不良表现。目前较为获得认同的预测"病情难以控制"的高危因素包括:首次发病即需要激素治疗、发病年龄轻(<40 岁)、合并肛周病变、广泛性病变(累计病变累及肠段>100 cm)、食管胃十二指肠病变、内镜下深溃疡、狭窄/穿透疾病行为等。对于有 2 个或以上高危因素的患者宜在开始治疗时就考虑予早期积极治疗;从以往治疗经过看,接受过激素治疗而复发频繁(一般指每年≥2 次复发)的患者亦宜考虑予更积极的治疗。所谓早期积极治疗就是不必经过"升阶治疗"阶段,活动期诱导缓解的治疗一开始就予更强的药物。主要包括两种选择:一种称为"加速升阶治疗",即一开始就予激素联合免疫抑制剂(硫嘌呤类药物或 MTX),无效即改用英夫利西单抗;一种称为"降阶治疗"即一开始就予英夫利西单抗(单独用或与 AZA 联用)。

**(二)药物诱导缓解后的维持治疗**

应用激素或生物制剂诱导缓解的 CD 患者往往需要继续长期使用药物,以维持撤离激素的临床缓解。激素依赖的 CD 是维持治疗的绝对指征。其他情况亦应维持治疗,包括重度 CD 药物诱导缓解后、复发频繁 CD、临床上有被视为有"病情难以控制"的高危因素等。

激素不应用于维持缓解,用于维持缓解的主要药物如下。

**1.氨基水杨酸制剂**

使用氨基水杨酸制剂诱导缓解后仍以氨基水杨酸制剂作为缓解期的维持治疗。氨基水杨酸制剂对激素诱导缓解后维持缓解的疗效未确定。

**2.硫嘌呤类药物或 MTX**

AZA 是激素诱导缓解后用于维持缓解最常用的药物,能有效维持撤离激素的临床缓解或在维持症状缓解下减少激素用量。AZA 不能耐受者可试换用6-MP。硫嘌呤类药物无效或不能耐受者,可考虑换用 MTX。

上述免疫抑制剂维持治疗期间复发者,首先要检查药物依从性及药物剂量是否足够,以及其他影响因素。如存在,做相应处理;如排除,可改用英夫利西单抗诱导缓解并继以英夫利西单抗维持治疗。

**3.英夫利西**

使用英夫利西诱导缓解后以英夫利西维持治疗。

**(三)治疗药物的使用方法**

**1.氨基水杨酸类制剂**

包括 SASP、巴柳氮、奥沙拉嗪及美沙拉嗪。使用方法详见 UC 的治疗部分。

**2.糖皮质激素**

(1)泼尼松:0.75～1 mg/(kg·d)(其他类型全身作用激素的剂量按相当于上述泼尼松剂量折算),再增大剂量对提高疗效不会有多大帮助,反会增加不良反应。达到症状完全缓解开始逐步减量,每周减 5 mg,减至 20 mg/d 时每周减2.5 mg 至停用,快速减量会导致早期复发。注意药物相关不良反应并做相应处理,宜同时补充钙剂和维生素 D。

(2)布地奈德:用法为每次 3 mg、3 次/天口服,一般在 8～12 周临床缓解后改为每次 3 mg、2 次/天。延长疗程可延长疗效,但超过 9 个月则再无维持作用。该药为局部作用激素,全身不良反应显著少于全身作用激素。

**3.硫嘌呤类免疫抑制剂**

(1)AZA:用药剂量及疗程要足。但该药不良反应常见,且可发生严重不良反应,应在严密监测下应用。

合适目标剂量及治疗过程中的剂量调整:欧洲共识意见推荐的目标剂量范围是 1.5～2.5 mg/(kg·d),对此,我国尚未有共识。AZA 存在量效关系,剂量不足会影响疗效,剂量太大不良反应风险又不能接受,因此,推荐一个适合国人的目标剂量范围亟待研究解决。AZA 治疗过程中应根据疗效和不良反应进行剂量调整,目前临床上比较常用的剂量调整方案是,按照当地的推荐,一开始即给予目标剂量,用药过程进行剂量调整。另有逐步增量方案,即从低剂量开始,每 4 周逐步增量,至有效或外周血白细胞下降至临界值或达到当地推荐的目标剂量。该方案判断药物疗效需时较长,但可能减少剂量依赖的不良反应。

疗程:使用 AZA 维持撤离激素缓解有效的患者,疗程一般不少于 4 年。如继续使用,其获益与风险应与患者商讨,大多数研究认为使用 AZA 的获益超过发生淋巴瘤的风险。

严密监测 AZA 的不良反应:不良反应以服药 3 个月内常见,又尤以 1 个月内最常见。但是,骨髓抑制可迟发,甚至有发生在 1 年及 1 年以上者。用药期间应全程监测,定期随诊。头 1 个月内每周复查 1 次全血细胞,第 2～3 个月内每2 周复查 1 次全血细胞,之后每月复查全血细胞,半年后全血细胞检查间隔时间可视情况适当延长,但不能停止;头 3 个月每月复查肝功能,之后视情况复查。

欧美的共识意见推荐在使用 AZA 前检查硫嘌呤甲基转移酶(TPMT)基因

型,对基因突变者避免使用或减量严密监测下使用。TPMT 基因型检查预测骨髓抑制的特异性很高,但敏感性低(尤其在汉族人群),应用时要充分认识此局限性。

(2)6-MP:欧美共识意见推荐的目标剂量为 0.75~1.5 mg/(kg·d)。使用方法和注意事项与 AZA 相同。

4.MTX

国外推荐在诱导缓解期 MTX 剂量为每周 25 mg,肌内或皮下注射。至 12 周达到临床缓解后,可改为 15 mg/w,肌内或皮下注射,也可改口服但疗效可能降低。疗程可持续 1 年,更长疗程的疗效及安全性目前尚无共识。国人的剂量和疗程尚无共识。

注意监测药物不良反应:早期胃肠道反应常见,叶酸可减轻胃肠道反应,应常规同用。头 4 周每周、之后每月定期检测全血细胞和肝功能。妊娠为 MTX 使用禁忌证,用药期间及停药后数月内应避免妊娠。

5.英夫利西单抗

使用方法为 5 mg/kg,静脉滴注,在第 0、2、6 周给予作为诱导缓解;随后每隔 8 周给予相同剂量做长程维持治疗。在使用英夫利西单抗前正在接受激素治疗时应继续原来治疗,在取得临床完全缓解后将激素逐步减量至停用。对原先已使用免疫抑制剂无效者无必要继续合用免疫抑制剂;但对英夫利西单抗治疗前未接受过免疫抑制剂治疗者,英夫利西单抗与 AZA 合用可提高撤离激素缓解率及黏膜愈合率。

维持治疗期间复发者,可增加剂量或缩短给药间隔时间,如仍无效可换用其他抗 TNF-α 制剂(目前我国尚未批准)。有条件可通过测定药物谷浓度及抗体(AIA)来指导用药。目前尚无足够资料提出何时可以停用英夫利西。对英夫利西单抗维持治疗达 1 年,保持撤离激素缓解伴黏膜愈合及 CRP 正常者,可以考虑停用英夫利西继以免疫抑制剂维持治疗。对停用英夫利西单抗后复发者,再次使用英夫利西可能仍然有效。

注意事项如下。

(1)禁忌证。①感染:活动性感染(包括 CD 并发的腹腔脓肿和肛周脓肿)、慢性感染、近期有过严重感染病史。其中,在我国要特别注意结核菌感染(包括活动性结核和隐性结核感染)和乙型肝炎病毒感染。②充血性心力衰竭。③恶性肿瘤(包括现症和既往史)。④神经系统脱髓鞘病变。⑤对鼠源蛋白成分过敏。⑥妊娠期。⑦近 3 个月内接受过活疫苗接种。⑧肠腔 CD 合并纤维狭窄性梗阻且不伴有炎症活动的证据(如 C-反应蛋白升高),多不能从英夫利西治疗获益,因此属相对禁忌。

兹对结核分枝杆菌感染和乙型肝炎(HBV)病毒感染的具体判断标准及处理说明如下。

结核分枝杆菌感染。在英夫利西治疗的患者中结核病的发生率比普通人群显著增高,因此用药前必须详细询问结核病史及结核病接触史并对结核病进行彻底检查,检查包括常规胸片、PPD 皮试,T-SPOT.TB。对检查所发现的不同情况做出相应处理如下。①胸片提示活动性肺结核或 PPD 皮试强阳性必须予正规抗结核治疗并经鉴定治愈后才能使用。②有下列情况之一:胸片提示陈旧性肺结核、PPD 皮试阳性、T-SPOT.TB 阳性、近期有结核病接触史但可排除活动性结核病者,应先行抗隐性结核预防性治疗再使用英夫利西,并在使用英夫利西过程中同用抗隐性结核预防性治疗(异烟肼治疗 2 个月后开始使用 INF,并继续合用异烟肼 4 个月);亦可在开始使用英夫利西时同用抗隐性结核预防性治疗(开始使用英夫利西起合用异烟肼 6 个月)。③既往有结核病史已接受标准治疗并经鉴定治愈者可直接开始英夫利西治疗。

HBV 感染。用药前应常规检查血清 HBV 标志物及肝功能,对 HBsAg 阳性者并定量检测 HBV-DNA。对检查所发现的不同情况做出相应处理如下:①对 HBsAg 阳性伴转氨酶升高或(及)HBV-DNA≥$10^3$ 拷贝/毫升者,先予抗病毒治疗至转氨酶恢复正常且 HBV-DNA 降至<$10^3$ 拷贝/毫升再开始 INF 治疗,治疗期间继续同用抗病毒治疗。②对 HBsAg 阳性即使转氨酶正常且 HBV-DNA 阴性,亦应在使用英夫利西前 1 周开始抗病毒治疗。③对 HBsAg 阴性、抗-HBc 阳性者,英夫利西治疗期间应密切监测 HBV-DNA 和 HBsAg,若出现阳转则应加用抗病毒治疗。

(2)不良反应。包括药物输注反应、迟发型变态反应(血清病样反应)、自身抗体及药物性红斑狼疮、机会感染、淋巴瘤和其他恶性肿瘤危险性增加的可能性、其他(脱髓鞘样综合征,视神经炎,横贯性脊髓炎,多发性硬化及格林-巴利综合征,已经存在的中、重度充血性心力衰竭加重等)。

(3)关于妊娠期和哺乳期的安全性问题。妊娠期使用英夫利西的安全性属B 级,即危险性较低。但为保险起见,我国建议治疗过程中宜避免怀孕。研究证明英夫利西的 IgG1 抗体在妊娠头 3 个月不透过胎盘,有限统计资料亦提示,妊娠期一直使用英夫利西的妇女其婴儿畸形率并不高于普通人群。研究还证明英夫利西的 IgG1 抗体在妊娠 3 个月后可透过胎盘,因此,理论上会增加新生儿机会感染的危险性以及减低疫苗接种的有效性,因此,在已使用英夫利西的妊娠期妇女在预产期前 3 个月应停用英夫利西。英夫利西不进入乳汁,哺乳期使用对婴儿无影响。

(4)关于疫苗接种问题。近 3 个月内接受过活疫苗接种者禁用英夫利西;使用英夫利西期间禁忌接种活疫苗,但可按疫苗接种计划接种灭活疫苗,尽管这有影响有效性的可能;推荐 CD 患儿在按照疫苗接种指导原则完成所有疫苗接种后 3 个月再开始英夫利西治疗。

### (四)其他治疗 CD 的药物

按传统药物治疗,当 5-ASA、激素、硫嘌呤类药物或 MTX、抗 TNF-α 制剂均无效或(及)不能耐受时,就有必要考虑外科手术治疗。然而,对于那些无并发症或即使有并发症而仍可考虑内科治疗的患者,下面列举的一些药物及疗法也可试用。关于这些药物及疗法疗效的证据支持虽然没有传统药物的证据支持强,但亦有不少报道及医师使用的临床经验。

1.沙利度胺

已往已有不少报道,再加新近一项在儿童和青少年难治性 CD 的 RCT 研究足可肯定其疗效 。该药在成人患者中应用不良反应多,常见的有皮疹、便秘、嗜睡、手足麻木等,我国报道因重度不良反应而停药的约占 25%。不良反应与剂量相关,成人患者能长期服用而耐受 100 mg/d 或以上者不多,因此用药可从小剂量(如25 mg/d)开始,逐渐加量至患者最大耐受量。沙利度胺治疗成人 CD 的最佳剂量及最小有效量乃至疗程尚有待研究。应切记,该药有致畸作用,有妊娠可能或妊娠期妇女忌用。

2.全肠内营养(exclusive enteral nutrition,EEN)

EEN 指患者的营养完全由肠内营养提供,不摄入普通饮食。EEN 诱导儿童活动性 CD 缓解的疗效已得到 RCT 研究的充分肯定,因此被推荐为治疗儿童活动性 CD 的首选。但对成人 CD 疗效的研究尚少有报道,这主要与成人多不易耐受长期的 EEN 有关。然我国已有非随机的对照研究报道 EEN 治疗成人 CD 的疗效,我国医师亦有不少临床经验。EEN 常作为 CD 择期手术的术前准备,对不完全性肠梗阻(炎症性狭窄)、腹腔脓肿(充分引流后)和/或肠皮瘘患者,经 EEN 治疗,也有可获缓解而免于外科手术者。对各种药物无效和/或不能耐受的难治性 CD 而无并发症者,试用 EEN 不但可明显改善患者营养状况,亦有可取得缓解者。缓解后,可试用部分肠内营养(partial enteral nutrition,PEN)维持,并可试加用以往未使用过的免疫调节剂如沙利度胺。

**3.他克莫司**

治疗 CD 的疗效未确定,有非对照小样本病例报道。一般剂量为 $0.05\sim$ $0.1\ mg/(kg\cdot d)$,要求达到足够的药物谷浓度。

**4.干细胞移植**

骨髓移植尚不成熟且风险大,目前研究比较多的是异体间充质干细胞移植,该法无须做配型、安全性好,初步报道有一定疗效。

**5.静脉注射免疫球蛋白**

静脉注射大剂量免疫球蛋白治疗 CD,有小样本非对照研究报道,但疗效未确定。

**(五)术后复发的预防**

CD 肠切除术后复发率相当高。目前的资料提示,可致回结肠切除术后早期复发的高危因素包括吸烟、肛周病变、穿透性疾病行为及有肠切除术史等。

术后复发的预防仍是未解之难题。因吸烟会明显降低药物疗效,所以必须戒烟。药物预防方面,有对照研究证明美沙拉嗪、硫嘌呤类药物及咪唑类抗生素对预防内镜及临床复发有一定疗效。嘌呤类药物疗效略优于美沙拉嗪,但因不良反应多,适用于有术后早期复发高危因素的患者。甲硝唑长期使用患者多不能耐受,有报道术后 3 个月内甲硝唑与 AZA 合用,继以 AZA 维持,可显著减少 1 年术后复发率。初步报道,英夫利西对预防术后内镜复发有效,值得进一步研究。

就术后患者是否都要常规予预防复发药物治疗、用什么药物、何时开始使用、使用多长时间等问题,目前尚无普遍共识。比较一致的意见:①对有术后早期复发高危因素的患者宜尽早(术后2周)予积极干预。②术后半年、1年时及之后定期行肠镜复查,根据内镜复发与否及程度给予或调整药物治疗。

**(六)关于 CD 治疗目标现代观点的讨论**

CD 治疗目标的传统观点是临床症状缓解,那是因为过去的治疗手段有限,只能达到这一目标。传统治疗目标存在明显的局限性,因为在 CD 患者,临床症状与肠道炎症活动性并不一致,仅以症状缓解为治疗目标,势必导致相当部分患者未得到充分治疗,最终因病情发展至发生并发症而接受手术治疗,这就是过去几十年来 CD 患者的"自然病程"一直无法改变的原因。如上述,由于新药和新治疗手段的研发和应用,肠道炎症活动得到真正控制已成为可能,因而阻止或延缓 CD"自然病程"的发展也成为可能。因此,CD 治疗目标的现代观点是取得临床症状缓解和黏膜愈合（mucosal healing，MH）的所谓"深度愈合"。达到这一治疗目标的流程称为"达标治疗"。"达标治疗"流程的关键环节包括根据病情及可致"病情难以控制"的高危因素分层选择治疗措施；确定治疗目标；设定治疗过程中检查是否达标的时间段，定期检查达标情况，如是则维持治疗，如否则改变治疗措施直至达标。以防止肠道结构和功能损害、避免并发症，亦即改变 CD"自然病程"为最终目标。新近有采取这一策略研究的报道。要有效实施"达标治疗"策略，如下关键问题亟待解决，现下提出的可致"病情难以控制"的高危因素的可靠性仍有待评估，更具高危预测价值的指标有待探索：随访中，除内镜下黏膜愈合的指标外，反映肠道活动性炎症的综合指标特别是非侵入性检查指标的价值有待确定；能够诱导并长期维持黏膜愈合、真正控制肠道活动性炎症的有效而安全的药物还需进一步研发和验证。最后，也是最重要的问题是，这一策略的风险-效益比和性价比。

## 二、CD 的外科治疗

### （一）概述

CD 是一种原因不明的节段性慢性炎性肠病，病程常以缓解或加剧反复出现为特征，可发生于消化道的任何部位。自从 1932 年美国 Crohn 医师最先较完整描述 CD 以来，在 CD 的治疗经历了不到 100 年的历史中，其手术方式主要经历了"转流病变肠段"而实施的"短路、旷置手术""广泛肠切除术"及"切除病变肠段后端端吻合术"三个阶段。20 世纪 30 年代，欧美国家多采用改道手术治疗 CD，但因严重并发症较多，包括脓毒血症、持续性内瘘、代谢紊乱和较高的复发率（5 年内高达40%～90%），50 年代以后逐步流行肠段切除术，主张切除所有病变及病变两端较长的正常肠管。但由于小肠 CD 病变的多节段性，以及因复发需经历多次小肠切除手术可能导致短肠综合征，"肠管保留"的核心理念开始得到重视。后经一项随机对照临床试验证实，CD 的复发率未因显微镜下观察到病变的存在而增加，由此认为切除至肉眼观察下正常的肠管已足够。随后较多的文献报道均证实，CD 病变肠切除或狭窄成形术的肠吻合口并不会因为有显微镜观察下有病变而使复发率和吻合口裂开的发生率增加。此后，手术的切除范围更倾向于保守。20 世纪 80 年代以后有学者提倡行"狭窄成形术"的新术式，该术式多数是针对病变小肠出现梗阻而施行的简单术式，即纵切横缝较短的狭窄肠段或纵切加作长的侧侧吻合处理较长的狭窄，但文献报道仍有 13%～15% 的再手术率。此外，有时根据术中发现，特别是存在"连续性病变"的 CD 严重病例，尚可慎重选择全结直肠切除或结直肠切除,视病变情况行结肠造口或回肠造口术,但因 CD 属透壁性炎症、且有复发倾向,故一般不应行回肠储袋肛管吻合。然而,由于 CD 病因不明、临床表现复杂、患者之间异质性大,CD 的外科治疗至今仍在不断探索之中。

CD 大多数患者病变在小肠,伴有或不伴有结肠病变。大约 1/3 的患者病变仅限于结肠或直肠。70% 的患者在病程中至少接受一次手术治疗,且有可能因复发而需多次手术。手术治疗可以消除或缓解症状,改善病情,提高患者的生活质量。Fazio 和 Wu 为 CD 总结几个主要特征:大多数病例在某时需要手术治疗;永远有再次手术的可能;始发病的类型不同,预后和复发也不同。由于 CD 本身不可治愈,因此其手术目的不是治疗疾病本身,而是针对并发症采取的最后措施,其手术指征必须严格掌握。外科医师应与消化科等多学科的医师展开协助,在充分了解患者病情的情况下,准确掌握手术适应证并选择应用合理有效的手术方式。

### (二)CD 手术治疗的总体策略

CD 的临床治疗应根据具体病情以药物治疗为主,但在有适应证的情况下通过外科干预,常可以及时缓解症状、改善病情、提高患者的生活质量。然而鉴于术后较高的复发率和再手术率,外科医师应与消化科等多学科的医师展开协作,在充分了解患者病情的情况下,准确掌握手术适应证,选择合理有效的手术方式,并确认适合临床患者的最佳手术时机施行手术。

### (三)手术适应证

急性并发症、慢性并发症及内科治疗失败是 CD 的三大主要手术适应证。急性并发症是指中毒性结肠炎伴或不伴巨结肠、腹腔感染、出血、穿孔等。慢性并发症是指不典型增生、生长迟缓、肠梗阻及肠外表现等。内科治疗无效有几种情况,包括无反应性疾病、不完全反应、药物不良反应以及药物顺应性差。

腹腔感染包括脓肿、炎性包块形成及肠内、外瘘等几种情况。如果肠内瘘较大使患者不能耐受,严重影响正常生活和工作,以及内瘘引起营养不良、严重腹泻或代谢障碍,则需手术治疗。外瘘一旦发生,应进行早期积极引流和抗感染治疗。待病情稳定、局部炎症消退,于 CD 非活动期时可行病变肠段切除术吻合、皮肤窦道切除术。若腹壁缺损不大可直接缝合,而腹壁缺损较大时则可选用适当的材料进行修补。腹腔脓肿或炎性包块形成,提示病变已较严重,内科治疗常不理想,往往也需手术治疗。CD 病变侵蚀肠道血管亦可引起慢性反复性小量出血,但大出血少见。CD所致的肠梗阻多为慢性肠梗阻,也可为急性梗阻,长期病程肠管狭窄部位尚可发生癌变。

外科治疗的目的多是解决并发症给患者带来的症状,提高生活质量。而这些并发症的发生都伴随着患者全身情况较差的状态,因此,充分的术前准备是必要的,如感染控制、营养支持,除伴有大出血外,一般不宜施行急症手术。且除急诊手术外,择期手术都应选择在非活动期进行。此外,10%的CD患者合并肛周病变,包括肛瘘、肛裂、皮赘等,如没有临床症状或症状较轻时则无须处理,予以随访观察。

**(四)手术方法**

1.**小肠型CD的手术治疗**

(1)小肠切除术:适用于病变局限于小肠,狭窄段较短,切除后不至于引起短肠综合征。该术式是CD手术治疗的传统术式之一,应用较为广泛。其贯彻了"肠段保留"的理念,且由于其效果肯定而被大多数外科医师所接受和提倡。

因为小肠CD常常需要多次手术治疗,故正中切口较为合适,且该切口显露好、易于延长,便于术中探查。仔细探查腹腔,尤其是小肠、结肠、膀胱。如病变局限于小肠,切除范围应包括病变肠段、两端正常肠管(不超过2 cm)及其系膜(图6-15)。尽量保留无病变的小肠。最常见的累及回盲部的病变,行回结肠切除术,范围包括末端回肠和盲肠下部(图6-16)。由于CD的肠系膜常有过度肥厚("脂肪包裹"现象),分离切断时要缝扎过度肥厚的肠系膜,防止血管滑脱或形成系膜内血肿(图6-17)。CD的复发率与肿大淋巴结切除与否无关,不进行根治性淋巴结切除。如果已有恶变,应行根治性切除。切除肠管后,肠管两端行端端吻合(图6-18、图6-19);但如果肠管口径相差较大,则行肠管侧侧吻合(图6-20)。

(2)狭窄成形术:狭窄成形术既能解除梗阻症状,又能充分保留肠管,避免短肠综合征的发生,近年来得到较广泛的应用。该术式在一定程度上可取代病变肠段切除术,但初次手术多不采用狭窄成形术,仍需施行保守的肠切除。CD有以下情况,可行狭窄成形术:①初次手术切除术后复发,小肠有单个或多个短的狭窄。②十二指肠病变引起狭窄,如有可能可行狭窄成形术。③单纯回肠切除术后,距离回盲部尚有一定距离的跳跃性病灶。④因手术切除造成短肠综合征的患者再次出现狭窄。⑤狭窄成形术仅用于较短的纤维性狭窄,而不能用于有活动性炎症的狭窄。

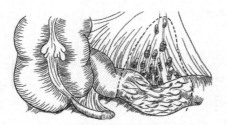

图 6-15　病变局限于小肠时的切除范围

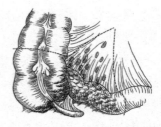

图 6-16　病变累及回盲部的切除范围

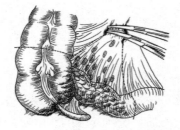

图 6-17　分离结扎拟切除结肠系膜

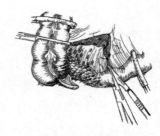

图 6-18　结扎肠系膜血管,切除病变肠管

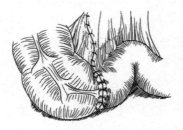

图 6-19　回肠升结肠端端吻合

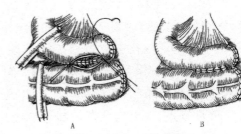

图 6-20　回肠升结肠侧侧吻合
A.吻合口后壁吻合;B.吻合口前壁吻合

　　术中必须仔细探查,防止遗漏狭窄病变。根据具体情况,可行多个狭窄成形术,或小肠部分切除与狭窄成形术联合应用。可采用导尿管或食指判断需行狭窄成形术的部位。

　　采用腹正中切口。如果病变肠管<8.0 cm,则行 Heineke-Miculicz 狭窄成形术。在拟行狭窄成形术的部位上、下端阻断肠管,于病变肠段中间两侧肠壁缝两根牵引线,轻拉牵引线,电刀纵行切开肠壁,两端达正常肠管约 3.0 cm(图 6-21),利用 18F 球囊尿管,探查切开肠管的远、近端,防止遗漏狭窄(图 6-22)。向两侧方牵拉牵引线,使纵行的肠切口变为横行,全层横行间断缝合纵行切口(图 6-23)。必要时可应用空肠浆膜补片覆盖吻合口,有利于防止吻合口瘘的发生。

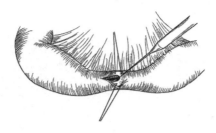

图 6-21 纵行切开病变肠壁至正常组织

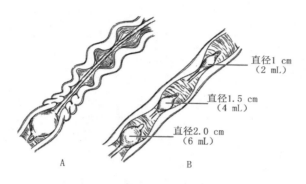

图 6-22 球囊尿管探查

A.自切口插入球囊尿管探查；B.不同冲水量时球囊的直径

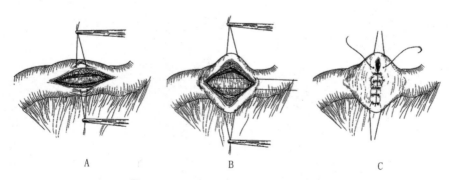

图 6-23 Heineke-Miculicz 狭窄成形术

A.向两侧牵拉肠管，使切口成横行；B.切口两顶端做横褥式缝合；C.切口中部单纯间断缝合

　　如果狭窄段在 10～25 cm，则行 Finny 狭窄成形术。于前侧方切开肠管（图 6-24）。用细丝线或 2-0 可吸收线连续或间断缝合后壁边缘，并同法关闭前壁（图 6-25）。

　　亦可应用吻合器来完成上述狭窄成形术（图 6-26）。

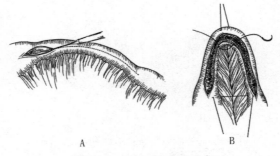

图 6-24　Finny 狭窄成形术

A.于肠管对系膜前侧方切开肠管;B.切开肠段对折后行侧侧吻合

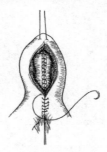

图 6-25　病变肠段前后壁连续全层吻合

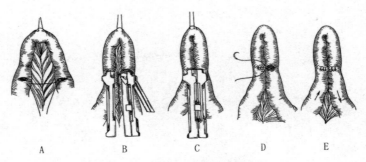

图 6-26　吻合器行狭窄成形术

A.对折病变肠管,留着牵引线,对应部位切开两小口;B.插入线性切割吻合器;C.对合击发完成吻合;D.缝合肠壁切口;E.完成吻合后肠内容物走行方向

　　如果肠管多发狭窄病变,可行同向蠕动狭窄成形术,但应用较少。于病变肠段中部,在两肠钳间切断肠管及系膜,远、近端肠袢按同一蠕动方向重叠。行侧侧吻合,用可吸收线缝合两层,外为间断浆肌层缝合,内为连续全层缝合(图 6-27)。

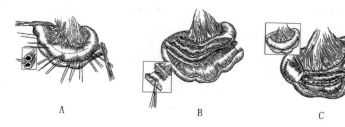

**图 6-27　同向蠕动狭窄成形术**

### 2.结肠型 CD 的手术治疗

（1）节段性结肠切除术：结肠最常见累及的部位是乙状结肠和横结肠。适用于局限性结肠 CD（病变范围小于 1/3 的全结肠）的患者。对于孤立的结肠狭窄，建议不行狭窄成形术，而做手术切除；有回肠-结肠吻合口或回肠-直肠吻合口狭窄的患者，应行手术切除。对于局限性结肠 CD，尽管节段性肠切除术术后复发率高于全结直肠切除术，但该式式能够避免永久性肠造口，有利于术后肠道功能恢复，能有效地改善患者术后生活质量。

根据切除肠段的部位选择合适的腹部切口。升结肠、横结肠及降结肠切除选择上腹部正中切口，乙状结肠切除可选择下腹正中切口（图 6-28）。应远离病变明显的肠管 5～10 cm。尽管结肠黏膜存在口疮样溃疡或点状的针尖样溃疡提示存在 CD 的可能，但这些表现不能成为对该区域进行扩大切除的依据。

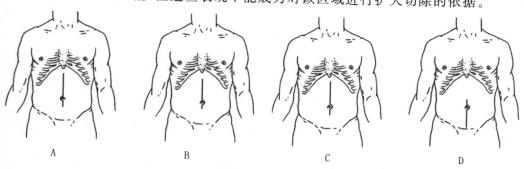

**图 6-28　手术切口的选择**
A.右半结肠切除；B.横结肠切除；C.降结肠切除；D.乙状结肠切除

以脾曲结肠切除为例，切除线应远离病变明显的肠管 5～10 cm（图 6-29）。对于脾曲的切除，向胸壁方向提起网膜，沿左结肠沟的白线游离左半结肠。向上方和中线牵引降结肠，以便暴露覆盖在肾周围的 Gerota 筋膜（图 6-30）。将横结肠和降结肠向下方和中线牵引，使侧腹的切口延长1～2 cm，到达结肠脾曲的侧方。如需行横结肠中部与降结肠中部的无张力吻合，应游离结肠肝曲。确定节段切除的切缘(图 6-31)。阻断结肠的两端。对于脾曲的切除,边缘血管、结肠中血管的左侧分支及左结肠血管的升支应结扎并切断。

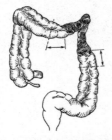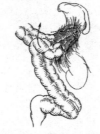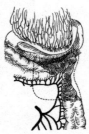

图 6-29　脾曲结肠切除线　　图 6-30　暴露肾周 Gerota 筋膜　　图 6-31　确定节段切除的切缘

结肠-结肠吻合:结肠吻合以功能性端端吻合为代表的器械吻合已经广泛应用,在此仅介绍必须掌握的手工端端吻合操作。吻合前的准备包括充分游离两侧肠管,保证无张力和吻合口良好的血运,擦拭吻合口肠管防止肠内容物的污染,确保视野清晰。一般选择 Albert-Lembert 缝合、分层缝合或 Gambee 缝合等(图 6-32)。

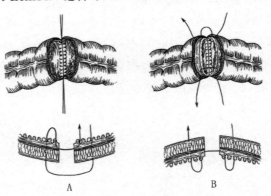

图 6-32　结肠端端吻合

A.后壁 Albert-Lembert 缝合;B.前壁 Gambee 缝合

(2)结肠次全切除加回肠造口术:该术式常用于紧急和急诊情况下,适用于中毒性结肠炎、中毒性巨结肠估计不能耐受直肠切除者。在此情况下,手术应注意以下几点:①术前确定回肠造瘘的位置。②采用正中线切口。③评估并立即处理存在的腹腔或结肠穿孔。④避免意外损伤肠管。⑤对小肠病变程度进行评估。⑥乙状结肠远端的切断应采用较保守的切除,尽可能保留足够长的肠管,使远端肠管在无张力的情况下到达前腹壁。

切除范围如图所示(图 6-33)。肠管用直线形切割器横断或在两把肠钳间切断。

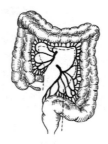

图 6-33　结肠次全切除范围

结肠的游离：常规的游离方法是先用电刀切开盲肠外侧的腹膜，然后向头侧方向延伸至肝曲。切开小肠系膜的左侧叶腹膜，向上达十二指肠-空肠区，可使腹膜后暴露成 V 字形。将盲肠和回肠末端向上牵引至患者的左侧，暴露右侧输尿管、精索或卵巢血管。把肝曲向下、向中线牵引，用电刀切开后腹膜组织与胆囊的粘连，结扎腹膜上的无名血管。结肠脾曲的游离如前所述。

直肠乙状结肠远端的处理：残端的处理通常有 3 种选择——吻合器关闭残端后缝合加固置于腹膜外、黏液窦道、残端外置。残端关闭后，将距残端 3 cm 的肠管周围系膜缝合至残端周围的腹膜，以确保残端位于腹腔外，采用间断缝合将筋膜和肌肉的表面缝至残端，缝合间距应较宽（图 6-34）。

对于较脆的残端处理不应强行缝合。将残端外置皮肤外 5～10 cm，用 5 cm 左右宽的纱布包裹结肠残端基底部，缝合纱布的两端（图 6-35）。一周后在皮肤水平横断残端，形成黏液窦道。

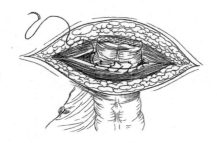

图 6-34　吻合器关闭残端缝合加固于腹膜外

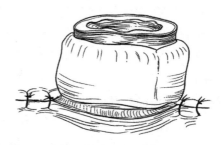

图 6-35　纱布包裹残端，黏液窦道形成

当结肠壁特别脆，试图进行缝合或吻合器封闭时，可能导致吻合外的肠壁破裂，缝线亦容易划开肠壁，此时应将肠管外置，特别是对于中毒性巨结肠的患者。应将肠管远端拖出腹壁外 5～10 cm，打开残端，用 5 cm 左右宽的纱布包裹结肠

残端,保持肠管外置。

(3)结肠切除回直肠吻合术:主要适用于结肠广泛病变,且不伴活动性肛周脓肿的生育期年轻女性患者、伴或不伴高手术风险的老年患者、经直肠内镜检查直肠正常的患者。如乙状结肠或其远端没有溃疡形成,而直肠未受累且顺应性好(直肠容量大于 150 mL),则可行回肠-乙状结肠吻合。如果在直肠下 1/2 无明显的 CD 病变,但在直肠上 1/2 有明显活动病变,可考虑行直肠近端 1/2 切除、回直肠吻合。禁忌证有小肠有广泛病变、急性肛周感染或瘘、肛门括约肌功能低下、直肠顺应性低等。

将右半结肠向患者左侧牵拉暴露右结肠旁沟,沿 Tolt 白线切开后腹膜(图 6-36),钝锐结合向上向内分离,显露腹膜后的输尿管和性腺血管,加以保护,防止误伤。盲肠和升结肠游离完毕后,进一步向上结扎切断肝结肠韧带,游离结肠肝曲(图 6-37)。沿 Tolt 白线剪开左结肠旁沟的后腹膜,游离左半结肠,注意保护左侧输尿管及性腺血管(图 6-38)。完全游离横结肠及降结肠后再游离结肠脾曲。用纱布垫托起脾脏,减少对脾脏的牵拉,避免撕裂包膜,然后结扎脾结肠韧带。向右下方轻牵拉结肠脾曲,显露并切断脾结肠韧带(图 6-39)。沿结肠边缘结扎切断供应回肠末端、盲肠、升结肠、横结肠及降结肠和乙状结肠的血管(图 6-40)。

结扎切断直肠上动脉。两侧的腹膜切开线与直肠膀胱或子宫凹陷处会合(图 6-41)。于骶前筋膜间隙锐性分离直肠后壁,按全直肠系膜切除的原则游离直肠,并避免损伤骶前静脉丛和下腹下神经(图 6-42),游离直肠后壁达尾骨尖水平。贴近直肠壁分离 Denonvilliers 筋膜,解剖直肠前壁,男性分离达前列腺尖部以下水平,女性至阴道水平(图 6-43)。紧靠直肠侧壁切断直肠侧韧带,向下分离达肛提肌平面(图 6-44)。在拟离断平面结扎直肠系膜血管,并清除周围脂肪组织,离断直肠(图 6-45)。在骶前间隙游离直肠后壁时,应紧贴直肠背侧,误损伤骶前神经丛和静脉丛。

(4)结直肠切除加回肠造口术:该术式适用于结肠广泛受累伴直肠炎的患者,特别是直肠炎、肛门括约肌功能障碍或肛周感染较严重而不适合直肠保留和回直肠吻合的患者。该术式治疗结肠 CD 的术后复发率最低,是结肠病变广泛时最为彻底的手术方法。手术方法同结肠切除回直肠吻合术。

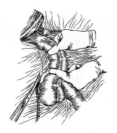

图 6-36　剪开右侧后腹膜，游离盲肠和升结肠

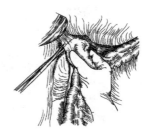

图 6-37　结扎切断肝结肠韧带

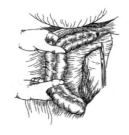

图 6-38　切开左侧后腹膜

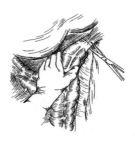

图 6-39　结扎切断皮结肠韧带

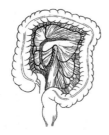

图 6-40　沿结肠边缘结扎切断结肠血管

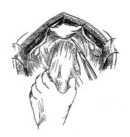

图 6-41　剪开直肠两侧的腹膜

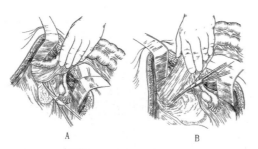

A　　　　　　　　　　　　　B

图 6-42　游离直肠后壁

A.游离直肠系膜；B.分离直肠后壁达尾骨尖水平

157

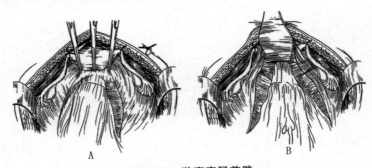

**图 6-43　游离直肠前壁**

A.紧靠直肠分离 Denonvilliers 筋膜；B.分离直肠前壁

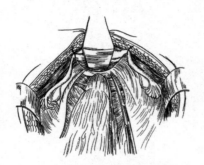

**图 6-44 分离结扎直肠侧韧带**

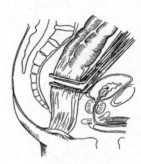

**图 6-45　切断直肠**

　　会阴组手术部分如下：采用荷包缝合，于括约肌间沟内关闭肛门，自括约肌间沟做一弧形切口，切开皮肤和皮下组织（图 6-46）。分离直肠后壁进入盆腔与腹腔组手术会合（图 6-47），分离直肠前面时应在会阴浅肌前缘之内进行，并应紧靠直肠（图 6-48），最后分离直肠两侧壁。会阴组和腹腔组的解剖分离层面如图所示（图 6-49）。完成会阴直肠游离后，腹部手术组在距回盲部 10～15 cm 切断回肠，移除手术标本（图 6-50）。

　　碘伏或温盐水冲洗腹腔、盆腔及会阴部切口，彻底止血，缝合肛提肌及会阴部各层组织，骶前间隙留置引流管从原切口下部引出（图 6-51）。于右侧腹壁选定部位做回肠造口，逐层关腹（图 6-52）。

　　3.回结肠型 CD 的手术

　　对于最常见的病变累及回盲部的回结肠型 CD，外科治疗一般采用回结肠切除术。手术一般采用便于术中探查的腹部正中切口。因其手术方式与邻近回盲部的小肠切除术有诸多相似，回结肠切除术的手术切除范围、术中要点、吻合方式等已在小肠切除术的相关内容中阐述，可供参考。

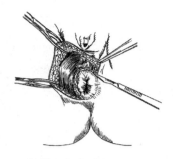

**图 6-46　括约肌间沟切开皮肤和皮下组织**

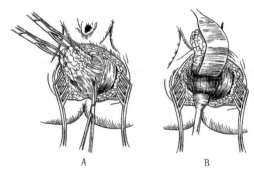

A　　　　　　　　　　　B

**图 6-47　会阴部切开游离肛管和直肠后壁**

A.括约肌间沟分离直肠和肛管后壁；B.进入盆腔与腹腔组会合

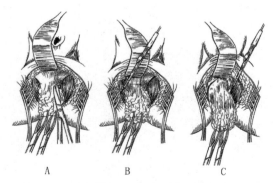

A　　　　　　　B　　　　　　　C

**图 6-48　会阴部切开游离肛管和直肠前、侧壁**

A.直肠前壁分离；B.切断耻骨直肠肌；C.分离直肠前
壁。男性达前列腺后，女性达直肠阴道隔

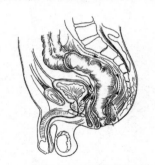

图 6-49　会阴部的游离范围

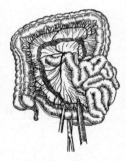

图 6-50　切断回肠末段,移除标本

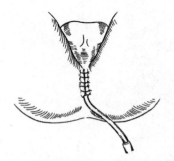

图 6-51　缝合会阴部切口,骶前留置引流管

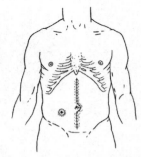

图 6-52　右下腹回肠造口,缝合腹壁切口

### (五)腹腔镜在 CD 中的应用

自 1986 年 ErickMuhe 首次应用腹腔镜手术以来,腹腔镜手术在国内外均得到迅速蓬勃地发展。与开放性手术相比,腹腔镜手术具有伤口美观、住院时间短、术后疼痛轻、肠道功能恢复早等优点。CD 腹腔镜手术因其伤口美观、肠道早期恢复等优点吸引了大量的年轻患者。但早先腹腔镜的应用被认为存在免疫抑制,以及 CD 特殊的病理特点(如肠系膜短厚、粘连,组织脆性高等),会致使手术难度升高,术后并发症增加。然而,Bergamaschi 等对 92 例 CD 分别行腹腔镜下和开放性回结肠切除术,结果显示腹腔镜手术组术后 5 年小肠梗阻发生率(11.1％)较开放性手术(35.4％)低,两者在复发率上没有差异(分别为 27.7％和29.1％)。腹腔镜术后即使无法评价腹腔粘连的程度,再次手术时也可发现腹壁与肠管粘连很少,且再次手术时间缩短,血液丢失少,伤口美观。

腹腔镜治疗 CD 的手术适应证与开放手术的适应证相同。而其禁忌证包括以下几点:①弥散性腹膜炎。②急性肠梗阻伴肠袢扩张。③多次腹部手术史或大范围腹腔粘连。④不可纠正的凝血功能障碍。⑤门静脉高压症伴腹腔静脉曲张。

复发性 CD 曾被认为是腹腔镜手术的禁忌证,主要原因是中转开腹风险高,术后并发症多。然而在采用腹腔镜手术治疗的原发性 CD 与复发性 CD 两组之间,发生肠瘘、中转开腹及术后并发症的差异并不显著。因此对复发性 CD 仍可以考虑采用腹腔镜手术。但据报道,第 1 次腹腔镜手术的复发性 CD,其中转开腹率约为 42%,因此,对这一类患者我们不推荐行腹腔镜手术。对同一个患者坚持腹腔镜手术有两个好处:其一,再次腹腔镜手术具有等同第 1 次腹腔镜手术的优点,如伤口美观、肠道功能早期恢复等;其二,腹腔镜手术减少粘连,从而减少术后梗阻症状的出现,增加再次腹腔镜手术的成功机会。因此,在患者第 1 次手术时只要情况允许就选择腹腔镜路径,这对患者有长期的益处。

鉴于腹腔镜手术有中转开腹的可能性,为此有必要对相关影响因素进行评价。一般认为年龄大于 40 岁、腹部触及包块、术前营养不良、肠瘘等都是相关的危险因素,因此,在选择手术方式时应当了解患者有无这些危险因素,尽量避免中转开腹。

### (六)术后处理

各种 CD 外科治疗的术后处理方式相似。术中出血应予补充,术后早期根据需要输注全血或胶体液。保持胃肠减压管通畅,记录引流量及性状,直至肛门排气、排便,拔除胃管后予以逐步恢复饮食。记录盆腔引流液的量和性状,注意有无吻合口瘘。注意纠正水、电解质和酸碱平衡。造口者应严密观察造口的情况,及时处理各种并发症。

### (七)手术并发症

**1.短肠综合征**

广泛或多次行小肠切除,小肠吸收面积减少、排空过速,从而出现消化和吸收功能不全,水、电解质紊乱,即短肠综合征。

**2.吻合口瘘及肠瘘**

为避免术后吻合口漏或肠瘘,术中应注意:①吻合端系膜缘侧的游离无血管附着的肠管长度不应超过 1 cm。②吻合口应采取斜切,即肠管的对系膜缘应多切除一些,以保证血供。③吻合以双层缝合为安全。全层缝合用细丝线做内层的间断缝合,针距及边距均取 0.5 cm;浆肌层的 Lembert 缝合应完全掩盖内层的全层缝合线。系膜缘侧的第一针全层缝合和浆肌层第一针缝合必须确切、妥切对合,不可疏忽遗漏。

3.术中输尿管和生殖血管的损伤

在高危患者尤其是反复手术腹腔粘连严重、解剖层次不清者,应常规术前放置输尿管支架,以降低术中损伤输尿管的风险。

4.造口狭窄

狭窄不严重时,可用戴橡皮指套的手套逐渐扩张,但不能使用暴力;狭窄严重或伤疤组织过多时,可将造口处周围瘢痕组织切除或切除原造口后重新造口。

### (八)术后复发监测与预防

外科治疗后的 CD 患者仍有较高的复发率。文献报道,45％的患者最终可能需要二次手术。CD 复发的诊断应综合评价临床症状、内镜及影像学表现,因为临床症状如腹痛、腹泻均非特异性指标。CD 活动指数亦不可靠。小肠切除术后 6 个月以及 12 个月可行结肠镜、小肠造影、CT 肠道造影检查是否有复发。多个研究表明,回结肠镜对复发的形态学改变最为敏感。内镜下复发表现常常比临床表现要早;而且内镜下复发严重者预后较差。Rutgeerts 等提出的一个内镜评分系统较为有用。该评分基于"新末端回肠"的内镜表现:未发现病灶为 0 分,少于等于 5 个阿弗他溃疡为 1 分,阿弗他溃疡多于 5 个而病灶间黏膜正常或跳跃性病灶较大或病灶局限于回结肠吻合口(＜1 cm)为 2 分,弥散性阿弗他回肠炎伴广泛黏膜炎症为3分,弥散性炎症伴较大溃疡、结节,和/或狭窄为 4 分。术后一年内内镜下病灶的严重程度是目前预测术后病情发展的最好指标。0～1 分的患者中近 80％可持续3 年无症状,3 分以上者低于 10％。

采用影像学技术(如超声、MR 和 CT)取代内镜及胶囊内镜进行术后复发的评估亦有所尝试。胶囊内镜有滞留的风险,因而有人在使用胶囊内镜评估 CD 术后复发时,先使用探路胶囊。胶囊内镜检查虽较为舒适而且简易,但其诊断的准确性需要进一步的评价。而且目前尚无相应胶囊内镜的疾病评分体系。临床症状复发和胶囊内镜表现之间并无明显关联。因此胶囊内镜尚不能取代回结肠镜用于评估 CD 的术后复发。

确定有效的复发预防手段从而减少术后复发任重而道远。不断涌现的维持治疗新方法各有优劣,患者对术后维持治疗的态度差异较大,这使得临床决策往往更为复杂。鼓励患者戒烟甚为重要。

# 第七章

# 结直肠息肉及息肉病

## 第一节　结直肠息肉

### 一、概述

肠息肉(polyp)是指一类从黏膜表面突出到肠腔内的隆起状病变。肠息肉是一类疾病的总称。1981年,全国大肠癌病理专业会议参考了国外对大肠息肉的分类,结合我国病理学家的实践经验,按照病理性质的不同分为以下几种。①腺瘤性息肉:包括管状、绒毛状及管状绒毛状腺瘤。②炎性息肉:黏膜炎性增生、血吸虫卵性及良性淋巴样息肉。③错构瘤性息肉:幼年性息肉及色素沉着息肉综合征(Peutz-Jeghers综合征,P-J综合征)。④其他:化生性息肉及黏膜肥大赘生物。不同性质的息肉,其预后和处理亦不相同。息肉在形态上可分为有蒂、无蒂、广基、扁平状等。在数目上又有单发与多发两类(图7-1)。息肉病是指息肉数目在100枚以上(仅P-J综合征除外),反之,则称散发性息肉。本节仅限于讨论单发的各种息肉。多发的息肉将在下一节讨论。

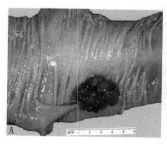
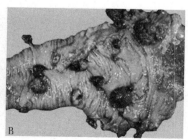

**图 7-1　单发与多发肠息肉**

A.结肠单发息肉;B.结肠多发息肉

## 二、病因

结直肠息肉的病因及发病机制目前仍不清楚。研究证明,影响腺瘤性息肉与结直肠癌发病的危险因素基本一致。目前初步证实:腺瘤的发生是多个基因改变的复杂过程,而环境因素改变致基因表达异常或突变基因在环境因素作用下表达形成腺瘤;而增生性息肉或炎性息肉则与感染和损伤相关。有研究已经证实,息肉与 CD44 基因 mRNA 的表达明显相关。散发性结直肠肿瘤中,结直肠息肉和癌组织 APC 基因突变率无显著差异,而在正常结直肠黏膜、炎性息肉和增生性息肉中均无突变。

## 三、发病

结直肠息肉的发生率各国不同,总的肠镜检出率为 10% 左右。其发病率随年龄的增长而增加,30 岁以上结直肠息肉开始增多,60~80 岁的发病率最高,尤以腺瘤增加显著,女性略低于男性。以腺瘤性息肉为多见,约占 70%,其次是增生性息肉和炎性息肉,错构瘤性息肉主要见于幼年性息肉和 P-J 综合征(Peutz-Jeghers息肉)。我国肠息肉发病率较低,成人多为腺瘤性息肉,好发于乙状结肠、直肠,占全结直肠息肉的 70%~80%。大小一般为 0.5~2.0 cm。

## 四、组织学分类

### (一)腺瘤性息肉

腺瘤是息肉中最常见的一种组织学类型。腺瘤在病理切片中除可见管状腺体结构外,还常伴乳头状成分,亦即绒毛状成分,根据组织学中两种不同结构成分所占比例决定腺瘤的性质。Appel 提出管状腺瘤中绒毛状成分应<5%,当绒毛状成分达 5%~50% 时属混合性腺瘤,>50% 者则属绒毛状腺瘤。Shinya 则认为管状腺瘤中绒毛状成分应<25%,在 25%~75% 者属混合性腺瘤,>75% 者属绒毛状腺瘤。鉴于标准不同,各家报道腺瘤中各种腺瘤的比例可有较大差异,且无可比性。为此,1981 年我国第一次大肠癌病理会议上建议统一标准为:绒毛状成分<20% 者属管状腺瘤,>80% 者为绒毛状腺瘤,介于20%~80% 者则属混合腺瘤。

### 1.管状腺瘤

管状腺瘤是最常见的组织学类型,占腺瘤的 60%~80%,发病率随年龄增加而增加,在小于20 岁的年轻人中极少存在。多为带蒂型(占 85%),亚蒂、无蒂少见。常多发,小于 0.5 cm 的小腺瘤多由正常的黏膜覆盖,多数管状腺瘤为

1.0～2.0 cm 大小,少数大于 3 cm,腺瘤的恶变与其大小直接相关。常有蒂、呈球状或梨状,表面光滑,可有浅沟或分叶现象,色泽发红或正常,质地软。活检组织学检查管状腺瘤由密集的增生的腺体构成,腺体大小、形态不一致,常见有分枝和发芽(图 7-2)。多数管状腺瘤仅表现为轻度不典型增生。然而,可以有高达 20% 的表现为重度非典型增生、原位癌或浸润性癌,仅 5% 管状腺瘤是恶性的。

### 2.绒毛状腺瘤

较少见,又称乳头状腺瘤,这是一种癌变倾向极大的腺瘤,一般癌变率为 40%,故被认为是一种癌前病变,其发病率仅为管状腺瘤的 1/10,好发于直肠和乙状结肠,临床所见绝大多数为广基型,呈绒毛状或粗颗粒状隆起,伴有宽广的基底,有时可侵占肠周径的大部分,其表面可覆盖一层黏液,质地较管状腺瘤为软(图 7-3)。在少数病例中绒毛状腺瘤可以有蒂,活动度极大。体积大,一般直径大于 3.0 cm,可达 10～20 cm。活组织检查见绒毛结构占据腺瘤的 80% 以上。

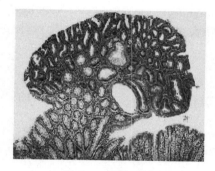

图 7-2　管状腺瘤

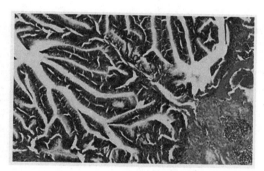

图 7-3　绒毛状腺瘤

### 3.绒毛状管状腺瘤

这类息肉兼有管状腺瘤和绒毛状腺瘤两种组织学特点(图 7-4)。即有分支状的腺体,同时也有像手指一样突起的长长的腺体。绒毛状管状腺瘤是 10～20 mm 息肉中最常见的一种。其恶变率介于管状腺瘤与绒毛状腺瘤之间。

### (二)炎性息肉

炎性息肉是由对炎症反应的再生上皮组成。可以继发于任何一种炎症反应,但是最常见的原因是溃疡性结肠炎。炎性息肉也可以继发于感染性疾病,如阿米巴性结肠炎、慢性血吸虫病或细菌性痢疾。炎性息肉没有恶变倾向,但是,对溃疡性结肠炎患者,可以有某些部位的异型性改变或恶性变同时存在。

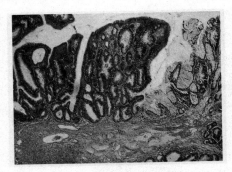

图 7-4　绒毛状管状腺瘤

**1.假息肉病**

主要发生于慢性溃疡性结肠炎或克罗恩病,由于慢性炎症刺激,形成多发性肉芽肿。在其形成的早期,如炎症能获控制,肉芽肿有可能随之消失。但如慢性炎症不能得到有效的控制,而呈持久的慢性刺激,肉芽肿就有恶变的可能。癌变率与病程长短往往呈正相关。病程超过 30 年时癌变率高达 13％～15％。慢性溃疡性结肠炎具有极高的癌变率,是公认的癌前病变之一。因此,对这些假息肉病应慎重处理。

**2.炎性息肉**

指单发的非特异性炎症所引起的息肉,组织结构与上述相同,但不会癌变。往往炎症消退后,息肉可自行消逝。

**3.血吸虫性息肉**

在慢性血吸虫病时,大肠黏膜下常有血吸虫卵沉着,其周围伴纤维组织增生,或形成虫卵结节。当虫卵多时,固有膜内亦可有虫卵沉着,并破坏腺管和引起增生。一般血吸虫卵结节体积不大,呈小球状或条索状,并常呈簇状分布,外观中央呈橘黄色,周围呈灰白色。在长期慢性、反复感染的病例,这类息肉可进一步发展成炎性肉芽肿,具有很大癌变倾向,也是一种癌前病变。

**4.良性淋巴样息肉**

直肠具有丰富的淋巴组织,在肠道炎症时,直肠黏膜下的淋巴滤泡即可增生并形成息肉而突入肠腔。因此,所谓息肉实质上是增生的、高度活跃的淋巴样组织。细胞分化成熟,其上覆盖有正常的直肠黏膜上皮,是一种良性病变,应与恶性淋巴瘤区分。因为本病不会恶变,无须做肠断切除。

**(三)错构瘤性息肉**

幼年性息肉是一种错构瘤,属大肠黏膜上皮的错构瘤,又称先天性息肉,主要发生于儿童,以 10 岁以下多见,尤以 5 岁左右为最多。息肉好发于直肠和乙状结肠,多数发生在距肛缘5 cm以内的直肠内。

息肉多呈圆球形或椭圆形,鲜红、粉红或暗红色,表面光滑,如激发感染可呈现粗糙颗粒状或分叶状。其大小平均 1 cm 左右,多数有蒂。组织学上息肉蒂为正常结直肠黏膜,当形成息肉时,结直肠黏膜上皮即转为慢性肉芽组织,由大量结缔组织、血管组织、单核细胞和嗜酸性粒细胞浸润,其中还有许多黏液腺增生和含有黏液囊肿组成。因此,组织学上这不是肿瘤,也不属肿瘤性质,而是正常组织的异常组合,故称为错构瘤。

关于错构瘤形成的机制尚不清楚。有人认为其发生与黏膜慢性炎症、腺管阻塞、黏液滞留相关,故又有滞留性息肉之名。肠道错构瘤有恶变可能。为进行组织学检查和去除症状,应当切除。多数可以经内镜切除,需特别小心将其富含血管的蒂处理好。在直肠下端或从肛门脱垂出的病变可以经肛门切除。切除后复发非常少见。

### (四)增生性息肉

增生性息肉是在结肠和直肠内发现的最常见的非肿瘤性息肉,常常是多发的,多无蒂,直径多小于5 mm;大于 10 mm 的增生性息肉非常罕见。在无症状患者的结肠镜检查中,可以发现增生性息肉约占 10%。这些病变一般可以保持大小不变和无症状。然而,由于它们从外表与肿瘤性息肉不能区分,因此常常将其切除并活检。

组织学方面,增生性息肉表现为黏膜隐窝拉长的正常乳头状的表现。没有细胞异型表现。隐窝基底可见有丝分裂,表现为正常的成熟过程。其发生机制尚不清楚,可能与正常细胞在成熟过程中未脱落有关,演变成了一大的增生区。对这些病变不需要特殊的治疗。仅仅有增生性息肉存在也不需要进行结肠镜随访。

### 五、临床表现

大多数息肉并无任何自觉症状,而在纤维结肠镜检查或 X 线钡剂灌肠造影时无意中发现。大肠息肉约半数无临床症状,仅当发生并发症时才被发现,其表现:①肠道刺激症状,腹泻或排便次数增多,继发感染者可出现黏液脓血便。②便血可因部位及出血量而表现不一,高位者粪便中混有血,直肠下段者粪便表面附有血,出血量多者为鲜血或血凝块。③肠梗阻及肠套叠,以盲肠息肉多见。④位于直肠内较大的有蒂息肉可随排便脱出肛门外,甚至需反复手法帮助回纳。

偶尔,蒂细长的息肉可发生蒂部扭转,坏死而自行脱落。

炎性息肉主要表现为原发疾病如溃疡性结肠炎、肠结核、克罗恩病及血吸虫病等的症状,炎性息肉乃原发疾病的表现之一。

### 六、诊断

发生在直肠中下段的息肉,直肠指检可以触及,发生在乙状结肠镜能达到的范围内者,也易确诊,但国内已较少开展这种简便、经济的乙状结肠镜检查方法,这可能与当前社会的医患关系紧张、恐漏诊引起纠纷有关。位于乙状结肠以上的息肉需做钡剂灌肠气钡双重对比造影,或纤维结肠镜检查确认。结直肠息肉明确诊断并无困难,重要的是应认识结直肠腺瘤呈多发性者及与癌肿并存者并不少见,临床检查时切勿因在某一段结肠或直肠内发现病变后,忽视全面的结肠检查。

结直肠腺瘤性息肉被认为是结直肠癌的癌前病变,但并非所有腺瘤都会癌变。一般认为腺瘤的大小对癌变的可能性具有很大影响。<1.0 cm 的腺瘤未见有发生浸润性癌者,>1.0 cm 者癌变机会增大,1～2 cm腺瘤的癌变率在 10%左右,>2 cm 腺瘤的癌变率可高达 50%。息肉数目越多,越密布,癌变率越高。有文献认为,多发性息肉患者体内可能存在基因突变,因此,即使息肉切除仍易癌变。统计表明,息肉数目少于 3 枚,癌变率为 12%～29%;等于或超过 3 枚,癌变率增至 66.7%。腺瘤中绒毛状成分的多少对确定癌变的可能性则是另一个重要因素。绒毛状腺瘤的癌变率明显高于管状腺瘤,绒毛状管状腺瘤(混合腺瘤)的恶变率则居于两者之间。另一个因素是腺瘤的形态,广基腺瘤的癌变率比有蒂腺瘤高,而且广基腺瘤发展为浸润型癌的机会也比有蒂腺瘤为高,因为有蒂腺瘤癌变罕有侵入其蒂部者。

### 七、治疗

肠镜下息肉电切术安全、有效、简单,已经基本取代了传统的开腹手术。其中高频电息肉切除术是最成熟也是最普及的肠镜治疗方法,还可以选择行内镜下黏膜切除术或内镜下黏膜剥离术。腺瘤肠镜下治疗的关键是保证治疗的彻底性。对于广基或巨大息肉,有条件的单位可以双镜联合(内镜与腹腔镜)行息肉切除,以保证切除彻底性并减少并发症。术后应行全瘤病理检查并特别注意观察标本边缘有无癌组织浸润。对腺瘤癌变的处理应根据癌变浸润深度和腺瘤部位来决定,凡符合下列情况者应追加外科根治性切除术:①腺瘤基底部发生癌变已浸润至黏膜下层者。②癌细胞分化程度包括低分化与未分化癌。③癌细胞已浸润淋巴管、血管、神经周围或血管内发现癌栓。④切缘有癌组织。

如息肉位于腹膜反折下直肠内时(距肛缘 6～8 cm 内,直肠指检可触及范围内),可经肛门直视下予以局部切除。对位于黏膜内的局灶性癌或原位癌,局部切除已经足够。黏膜下癌则在局部切除后可加做术后辅助性放疗,对已经浸润至肌层的病例,则应追加根治性经腹直肠切除术。对位于腹膜反折以上直肠或结肠内的广基腺瘤癌变,因为不涉及切除肛门和永久性结肠造口的问题,多以经腹病变肠段切除为首选。现在有条件的医院对距肛缘 16 cm 以内的适合局部切除的肿瘤可采用经肛内镜显微手术(TEM)。

### 八、随访

由于腺瘤性息肉具有复发和恶变的潜能,息肉切除术后必须进行结肠镜随访。腺瘤性息肉术后的复发往往与腺瘤的数目、大小、病理类型及不典型增生程度相关。息肉数目大于 3 个、直径≥10 mm、绒毛状结构、重度不典型增生是息肉复发和癌变的高危因素。对已经进行了结肠镜下腺瘤切除的患者进行随访要遵循个体化的原则。息肉进行内镜下切除后,在 3～6 个月内要进行结肠镜随访检查,以确保切除干净。所有残留的息肉应当切除,同时再随访 3～6 个月。在经过 2～3 次随访后,仍没有切除干净的患者,多数应行手术切除。在完全切除后,多数患者应在 1～3 年后重复结肠镜检查。随访中没有发现异常的患者可以自此每 5 年检查一次。

# 第二节　息肉病和息肉综合征

### 一、概述

结直肠息肉病与结直肠息肉的区别在于息肉数目的多少。根据 Morson 等的标准:结直肠息肉数目 100 个以上属息肉病范畴。结直肠息肉病又分为错构瘤型与腺瘤型,其外科治疗原则不尽相同。本节内容主要讲述腺瘤型息肉病。

### 二、病因

家族性腺瘤性息肉病(familial adenomatous polyposis,FAP)又称家族性结肠息肉病(familial polyposis coli,FPC)或腺瘤性结肠息肉病(adenomatons potyposis coli，APC）。FAP 是一种常染色体显性遗传病，是由于定位于染色体 5q21 上的 APC 基因发生胚系突变引起的。男女患者具有相同遗传性，外显率接近 100%。75%～80% 的 FAP 有家族史。20%～25% 的 FAP 无家族史而为基因突变的新患者，其后代仍延续常染色体显性遗传。FAP 发病罕见，每 10 000 个新生儿中大约有 1 人或每 30 000 人群中有 1 人患 FAP。

### 三、临床表现和诊断

本病患者的结直肠一般在 5～10 岁开始出现腺瘤，至 25 岁时约 90% 已有腺瘤发生。大多数息肉大小为 1～3 mm，形态多为无蒂半球型。很少有蒂，表面光滑。颜色多同正常黏膜，亦可发红。大于 1 cm 的息肉可能带蒂。如不治疗，几乎所有患者都将发展为结直肠癌（20 岁时约 50%，至 45 岁约 90% 恶变），占所有结直肠癌的 1%。从息肉出现到癌变的平均时间为 15 年。FAP 平均癌变年龄 39（34～43）岁，平均死亡年龄 40 岁。

临床上息肉病可分为三期，即临床前期、腺瘤期与癌肿期。腺瘤诊断时的中位年龄为 16.5 岁。腺瘤期又可再分为隐匿期和有症状期，最初出现的症状为出血、腹泻、黏液便，少数甚至发生肠梗阻、穿孔或严重贫血、恶病质等并发症时才就诊。最初症状出现的中位年龄为 29 岁，诊断息肉病的年龄为 33 岁。癌肿期是指从诊断结直肠癌至死于结直肠癌。结直肠癌的中位诊断年龄为 36 岁，中位死亡年龄则为 40 岁。

Gardner 综合征和 Turcot 综合征与家族性腺瘤病属同一性质疾病，但其可有肠外表现。Gardner 综合征的肠外表现：①骨瘤好发于腭骨、头盖骨、长管骨。②硬纤维瘤好发于手术后。③皮脂囊肿，多发生于头背、颜面和四肢。Turcot 综合征的肠外表现为中枢神经系统肿瘤，而非结直肠癌脑转移，如脑胶质细胞瘤、髓母细胞瘤、垂体瘤等，无论伴有何种肿瘤，预后都较差。

### 四、治疗

至目前为止，手术是预防和治疗 FAP 及其癌变的首选和最有效的手段。因为其腺瘤都有发生癌变的危险，所以治疗原则就是要尽可能把已发生及可能再发生癌变的结直肠全部切除，去除发病靶器官，阻断结直肠癌的发生，并且在保证根治的前提下尽量保证患者的生活质量。但具体手术方式和手术时机的选择目前仍然存在争论。一般认为，预防性手术应在 20 岁之前进行。对息肉密集、数量多于 1 000 个或有单个息肉大于 1 cm，应在诊断后尽快手术，对不愿立即接受手术者应严密监测，定期行结肠镜检查并肠镜切除，以免延误治疗，发生癌变，已有腺瘤恶变的 FAP 是手术的绝对适应证。治疗时间最好不要超过30岁。手术方式主要有以下几种。

### (一)部分肠段切除

手术切除腺瘤密集的部分肠段,或已发生癌变的肠段。这种术式切除了腺瘤密集的肠段和最可能癌变的部位,手术范围小,对患者打击小,但最大的缺点是残留了部分长有腺瘤的肠段,以后还有癌变的危险,必须定期严密随诊、结肠镜下切除再生的腺瘤,且最终仍需切除全部结直肠。所以目前这种术式已不被推荐,仅适用于腺瘤集中于某一肠段,其余肠段正常,患者不接受全结直肠切除者;或腺瘤癌变、病期较晚、无法根治性切除、估计生存时间不长或身体状况差、无法耐受全结肠切除者。

### (二)全结直肠切除、回肠造口术

该术式切除了全部结直肠,无残留结直肠腺瘤癌变的危险,但是有 20%～30% 的患者存在术后并发症,而且回肠造口给患者带来诸多不便。加之盆腔内解剖易损伤神经而影响膀胱功能和性功能,患者的生活质量下降明显,尤其对年轻人实属不宜。目前除 FAP 合并低位直肠癌、无法保留肛门者或肛门括约肌无功能外,此术式已不作为首次手术采用的术式。

### (三)全结肠切除、回肠直肠吻合术

该术式保留了部分直肠,操作简单安全、并发症少,术后排便功能和性功能保持良好,目前在基层医院仍有采用。然而,该术式将残留了部分直肠腺瘤,而且再发也不可避免,尽管可对残留直肠腺瘤电灼切除,但仍有癌变危险。文献报道,约50%的患者因并发直肠息肉或癌而需再次手术。因此,该术式亦不被推荐,仅适用于直肠内腺瘤较少(20 枚以下)、结肠息肉少于 1 000 枚、保肛要求迫切且能坚持定期复查者。行此手术后,残留直肠发生癌变的危险因素包括就诊时已发生癌变、结肠腺瘤多于 1 000 枚、患者年龄大于 30 岁及残留直肠过长(10～15 cm)者。

### (四)全结直肠切除、回肠肛管吻合术

随着对 FAP 认识的深入、手术技术的进步、手术对性功能损伤的减少以及吻合器的广泛应用,全结直肠切除、回肠储袋肛管吻合术(IPAA)已成为主流术式。然而此术式较 IPAA 更简单,同时又保留了肛门括约肌的控便功能。手术需要游离至肛提肌水平,用闭合器在齿状线水平闭合,用管状吻合器进行回肠肛管吻合。无须黏膜剥离,手术安全、简捷省时、术后并发症较少、肠道功能恢复较好。缺点是应用闭合器时如欠熟练仍可能残留 1～2 cm 直肠黏膜,今后癌变的

可能仍将存在,而且部分患者由于缺乏直肠感觉,排便控制能力差。手术要点是切缘要达齿状线。预防性回肠造口使患者术后舒适度较不造口者高。

**(五)全结直肠切除、直肠下段黏膜剥除、回肠储袋肛门吻合术(IPAA)**

该术式从发病机制、功能保全上讲是最合理的术式,目前应用较多。保留肛管括约肌及直肠肌鞘有控制排便的功能,回肠储袋有储存粪便的功能。但该手术比较复杂、费时费力,且回肠储袋的并发症发生率相对较高。近年来随着实践经验的积累、手术技术的改进和吻合器的广泛应用,并发症发生率已明显降低。但事实上该术式亦会残留少量黏膜,这些残留黏膜和回肠储袋也存在癌变的可能,所以术后仍应定期复查。目前普遍认为,当直肠息肉多于 20 枚、结肠息肉超过 1 000 枚、直肠腺瘤超过 3 cm 或有重度不典型增生,或结直肠其他任何部位有癌变者,都应行 IPAA 术。

# 第八章

# 结直肠肿瘤

# 第一节 结 肠 癌

结肠癌是胃肠道常见的恶性肿瘤。近年来,我国的结肠癌发病率呈明显上升且有多于直肠癌的趋势,以 51～60 岁患者居多。好发部位依次是乙状结肠、回盲部、升结肠、降结肠、横结肠。

## 一、病因

结肠癌的发病原因可能是多方面的。近年来认为结肠癌的发生与发展是经过黏膜增生、腺瘤及癌变的多步骤多基因起作用的遗传性疾病。

### (一)癌前疾病

(1)目前国内外研究已取得共识,认为结肠癌半数左右来自腺瘤的癌变。

(2)溃疡性结肠炎,特别是长期慢性溃疡性结肠炎,由于肠黏膜反复破坏和修复,因而癌变率随病史的延长而增高,其病变程度及范围也与癌变呈相关。

### (二)膳食和运动

食物中过多的动物脂肪及动物蛋白的摄入,缺少新鲜菜果及纤维素食品,缺乏适度的体力活动,使肠的蠕动功能下降,肠道菌群发生变化,肠道中胆酸和胆盐含量增多等,其结果都会引起或加重肠黏膜损害。

### (三)环境因素

下列因素也与结肠癌的发病有关:①精神因素;②钼的缺乏;③阳光与维生素 D 的缺乏。

## 二、病理与分期

绝大多数结肠癌为腺癌。

### (一)根据肿瘤的大体形态分类

(1)肿块型:肿瘤向肠腔内生长,好发于右侧结肠,特别是盲肠。

(2)浸润型:肿瘤沿肠壁浸润,易引起肠腔狭窄和肠梗阻。多发生于左侧结肠,特别是乙状结肠。

(3)溃疡型:肿瘤向肠壁深层生长并向周围浸润,是结肠癌的最常见类型。

### (二)结肠癌的分期普遍采用 Dukes 分期法

A 期:癌仅局限于肠壁内。又分为 3 个亚期,即 $A_0$ 期,癌局限于黏膜内;$A_1$ 期,癌穿透黏膜达黏膜下层;$A_2$ 期,癌累及黏膜肌层但未穿透浆膜。

B 期:癌穿透肠壁但尚无淋巴结转移。

C 期:癌穿透肠壁且有淋巴结转移。又分为两个亚期:即 $C_1$ 期,淋巴结转移限于结肠壁和结肠旁淋巴结;$C_2$ 期,肠系膜淋巴结,包括系膜根部淋巴结转移。

D 期:远处淋巴结转移或腹腔转移,或广泛侵及邻近脏器而无法切除。

结肠癌的转移方式主要为淋巴转移,首先转移到结肠壁和结肠旁淋巴结,再到肠系膜血管周围和肠系膜根部淋巴结。血行转移多见于肝,其次是肺、胃等,也可直接浸润邻近器官和腹腔种植。

### 三、临床表现

结肠癌早期症状不明显,发展后可出现以下症状。

### (一)排便习惯和粪便性状的改变

排便习惯和粪便性状的改变常为最早出现的症状。多为排便次数增多,粪便不成形或稀便,粪便带血、脓或黏液,亦可发生便秘。

### (二)腹部不适

腹部不适也是早期症状之一。常为定位不确切的持续性隐痛、不适或腹胀感,初为间歇性,后转为持续,发生肠梗阻则腹痛加重。

### (三)腹部肿块

在结肠部位出现呈结节状质硬肿块,横结肠和乙状结肠部位肿块可有一定活动度。如肿块肠外浸润或并发感染,则肿块固定且有明显压痛。

### (四)肠梗阻症状

肠梗阻症状是结肠癌的后期症状。多呈慢性低位不完全肠梗阻。一旦发生完全肠梗阻则症状加重。

### （五）全身症状

患者可出现贫血、消瘦、乏力、低热等。晚期还可出现肝大、黄疸、水肿、腹水、锁骨上淋巴结肿大及恶病质等。

由于右侧结肠和左侧结肠癌病理类型不同，临床表现也有区别。一般右侧结肠癌的临床表现以全身症状、贫血和腹部肿块为主，而左侧结肠癌则以肠梗阻、便秘、腹泻、便血等症状为主。

## 四、诊断

### （一）早期症状

结肠癌的早期症状多较轻或不明显，易被忽视。应重视对高危人群和怀疑为结肠癌患者的监测。凡 40 岁以上有以下任何一种表现者应视为高危人群。

（1）直系亲属中有结直肠癌患者。

（2）有癌症史或有肠道癌前病变。

（3）大便隐血试验持续阳性。

（4）具有以下 5 项中的两项以上者：慢性腹泻、慢性便秘、黏液血便、慢性阑尾炎史及精神创伤史。

### （二）辅助检查

下列辅助检查方法可供选择。

（1）X 线钡剂灌肠或气钡双重造影及乙状结肠镜或纤维结肠镜检查，有助于明确诊断。

（2）B 型超声和 CT、MRI 检查对了解腹内肿块和肿大淋巴结、肝内转移灶及肠外浸润等均有帮助。

（3）血清癌胚抗原（CEA）约 60% 患者高于正常，虽特异性差，但对判断复发和预后有帮助。

（4）直肠黏液 T-抗原试验或大便隐血试验可作为对高危人群的筛查。

## 五、治疗

原则应采用以手术为主的综合治疗。

### （一）手术治疗

1.术前准备

结肠癌术前肠道准备十分重要，主要方法：术前 3 天进流质饮食，并发肠梗阻时应禁饮食、补液、胃肠减压；口服肠道抗生素（如新霉素、甲硝唑等）和缓泻剂

（如蓖麻油或硫酸镁）；术前晚及术日晨做清洁灌肠。

2.结肠癌根治性手术

切除范围包括肿瘤所在肠袢及其系膜和区域淋巴结。适用于 Dukes A、B、C 期患者。

（1）右半结肠切除术：适用于盲肠、升结肠、结肠肝曲的癌肿。切除范围包括右半横结肠、升结肠、盲肠和末端回肠 15～20 cm。对结肠肝曲的癌肿应加切整个横结肠和胃网膜右动脉组淋巴结。

（2）横结肠切除术：适用于横结肠癌，切除范围包括结肠肝曲和脾曲的全部横结肠及胃结肠韧带的淋巴结组。

（3）左半结肠切除术：适用于结肠脾曲、降结肠癌，切除范围包括横结肠左半、降结肠及部分或全部乙状结肠。

（4）乙状结肠癌根治术：切除范围包括全部乙状结肠和全部降结肠或部分降结肠及部分直肠。

3.其他术式

姑息性切除术、结肠造口术、单纯肠吻合旁路术，适用于 Dukes D 期和不能根治的 Dukes C 期患者。

**（二）化学药物治疗**

辅助化疗用于根治术后 Dukes B、C 期结肠癌的综合治疗。化学治疗配合根治性手术，可提高5年生存率。目前常用的化疗方案均以氟尿嘧啶为基础用药。最常用静脉化疗，也可经肛门用氟尿嘧啶栓剂或乳剂用药的方法，以减轻化疗的全身毒性。还有经口服、动脉局部灌注及腔内给药等方法。常用的化疗药物有氟尿嘧啶、铂类、表柔比星、羟喜树碱等。

# 第二节 直 肠 癌

## 一、病因

直肠癌是指直肠齿线以上至乙状结肠起始部之间的癌肿。病发与直肠腺瘤、息肉病、慢性炎症性病变有关，与饮食结构主要是致癌物质如非饱和多环烃类物质的增多，以及少纤维、高脂肪食物有关。少数与家族性遗传因素有关，如家族性直肠息肉病。近20年我国结直肠癌的发病率由低趋高,结直肠癌占全部癌症的约9.4%。直肠癌占大肠癌约70%。2005年我国的发病数和死亡数已经超过美国。结直肠癌男多于女,但女性增加速度较快,男女比例由1.5∶1增加至1.26∶1,且发病年龄提前,并随年龄增加而增长。有资料表明合并血吸虫病者多见。在我国直肠癌约2/3发生在腹膜反折以下。

## 二、病理

乙状结肠在相当于$S_3$水平处与直肠相续接。直肠一般长15 cm,其行程并非直线,在矢状面有一向后的直肠骶曲线,过尾骨后又形成向前会阴曲。在额状面上形成3个侧曲,上下两个凸向右面,中间一个凸向左面。由于上述特点,直肠癌手术游离直肠后从病灶到直肠的距离可略有延长,使原来认为不能保留肛门的病例或许能做保留肛门的手术。直肠于盆膈以下长2～3 cm的缩窄部分称为肛管,肛管上缘为齿状线,其上的大肠黏膜由自主神经支配,无痛觉;齿状线以下的肛管由脊神经支配有痛觉。直肠肠壁分为黏膜层、黏膜肌层、黏膜下层、肠壁肌层及浆膜层(腹膜反折下直肠无浆膜层)。黏膜下层有丰富的淋巴管和血管网。齿状线上的淋巴管主要向上引流,经直肠上淋巴结、直肠旁淋巴结以后注入肠系膜下动根部淋巴结。淋巴管分短、中、长3类,其中大部分为短的,它们直接引流至直肠旁淋巴结。而中、长两类淋巴管则可直接引流至位于肠系膜下动脉分出的左结肠动脉或乙状结肠动脉处的淋巴结。所以临床上可见有些患者无直肠旁及直肠上动脉旁淋巴结转移,但已有肠系膜下动脉旁淋巴结转移。在淋巴结转移的患者中约有12%的病例可发生这种"跳跃性转移",所以直肠癌手术应考虑高位结扎和切断肠系膜下动脉,以清除其邻近之淋巴结。

腹膜反折下的直肠淋巴引流除上述引流途径外,还存在向两侧至侧韧带内的直肠下动静脉旁淋巴结,然后进入髂内淋巴结的途径,以及向下穿过肛提肌至坐骨直肠窝内的肛门动静脉旁的淋巴结再进髂内淋巴结的途径。

### (一)病理分型

1.大体分型

(1)肿块型(菜花型、软癌):肿瘤向肠腔内生长、瘤体较大,呈半球状或球状隆起,易溃烂出血并继发感染、坏死。该型多数分化比较高,浸润性小,生长缓慢,治疗效果好。

(2)浸润型(缩窄型、硬癌):肿瘤环绕肠壁各层弥漫浸润,使局部肠壁增厚,但表面无明显溃疡和隆起,常累及肠管全周,伴纤维组织增生,质地较硬,肠管周径缩小，形成环状狭窄和梗阻。该型分化程度较低，恶性程度高，出现转移早。

（3）溃疡型：多见，占直肠癌一半以上。肿瘤向肠壁深层生长并向肠壁外浸润，早期可出现溃疡，边缘隆起，底部深陷，呈"火山口"样改变，易发生出血、感染，并易穿透肠壁。细胞分化程度低，转移早。

2.组织分型

（1）腺癌：结直肠癌细胞主要是柱状细胞、黏液分泌细胞和未分化细胞。主要是管状腺癌和乳头状癌，占 75％～85％，其次为黏液腺癌占 10％～20％。还有印戒细胞癌以及未分化癌，后两者恶性程度高预后差。

（2）腺鳞癌：亦称腺棘细胞癌，肿瘤由腺癌细胞和鳞癌细胞构成。其分化程度多为中度至低度。腺鳞癌主要见于直肠下段和肛管，临床少见。

直肠癌可以在一个肿瘤中出现两种或两种以上的组织类型，且分化程度并非完全一致，这是结直肠癌的组织学特点。

**（二）临床分期**

临床病理分期的目的在于了解肿瘤发展过程，指导拟订治疗方案以及估计预后。国际一般沿用改良的 Dukes 分期以及 TNM 分期法。

1.我国对 Dukes 补充分期

癌仅限于肠壁内为 Dukes A 期。穿透肠壁侵入浆膜和/或浆膜外，但无淋巴结转移者为 B 期。有淋巴结转移为 C 期，其中淋巴结转移仅限于癌肿附近如直肠壁及直肠旁淋巴结者为 $C_1$ 期；转移至系膜淋巴结和系膜根部淋巴结者为 $C_2$ 期。已有远处转移或腹腔转移或广泛侵及邻近脏器无法手术切除者为 D 期。

2.TNM 分期

T 代表原发肿瘤，$T_x$ 为无法估计原发肿瘤；无原发肿瘤证据为 $T_0$；原位癌为 $T_{is}$；肿瘤侵及黏膜下层为 $T_1$；侵及固有肌层为 $T_2$；穿透肌层至浆膜下为 $T_3$；穿透脏腹膜或侵及其他脏器或组织为 $T_4$。N 为区域淋巴结，$N_x$ 无法估计淋巴结；无淋巴结转移为 $N_0$；转移至区域淋巴结 1～3 个为 $N_1$；4 个及 4 个以上淋巴结为 $N_2$。M 为远处转移，无法估计为 $M_x$；无远处转移为 $M_0$；凡有远处转移为 $M_1$。

**（三）直肠癌的扩散与转移**

1.直接浸润

癌肿首先直接向肠管周围及向肠壁深层浸润生长，向肠壁纵轴浸润发生较晚，癌肿浸润肠壁1周需1～2年。直接浸润可穿透浆膜层侵入邻近脏器如子宫、膀胱等，下段直肠癌由于缺乏浆膜层的屏障，易向四周浸润，侵入前列腺、精囊腺、阴道、输尿管等。

**2.淋巴转移**

此为主要转移途径。上段直肠癌向上沿直肠上动脉、肠系膜下动脉及腹主动脉周围淋巴结转移。发生逆行转移的现象非常少见。如淋巴液正常流向的淋巴结发生转移且流出受阻时,可逆性向下转移。下段直肠癌(以腹膜反折为界)向上方和侧方发生转移为主。大量的现代研究表明,肿瘤下缘 2 cm 淋巴结阳性者非常少见。齿状线周围的癌肿可向上、侧、下方转移。向下方转移可表现为腹股沟淋巴结肿大。淋巴转移途径是决定直肠癌手术方式的依据。

**3.血行转移**

癌肿侵入静脉后沿门静脉转移至肝脏;也可由髂静脉至腔静脉然后转移至肺、骨、脑等。直肠癌手术时有 $10\%\sim15\%$ 的患者已有肝转移,直肠癌梗阻时和手术中挤压易造成血行转移。

**4.种植转移**

十分少见,上段直肠癌时偶有种植发生。

**三、临床表现**

直肠癌早期无明显症状,癌肿破溃形成溃疡或感染时才出现症状。一般症状出现的频率依次为便血($80\%\sim90\%$)、便频($60\%\sim70\%$)、便细($40\%$)、黏液便($35\%$)、肛门疼痛($20\%$)、里急后重($20\%$)、便秘($10\%$)。

**(一)肿瘤出血引起的症状**

**1.便血**

肿瘤表面与正常黏膜不同,与粪便摩擦后容易出血。尤其是直肠内大便干硬,故为常见症状。

**2.贫血**

长期失血超过机体代偿从而出现贫血。

**(二)肿瘤阻塞引起的症状**

肿瘤部位因肠蠕动加强,可发生腹痛,侵及肠壁或生长到相当体积时可发隐痛。肠管狭窄时可出现肠鸣、腹痛、腹胀、便秘、排便困难。大便变形、变细。

**(三)肿瘤继发炎症引起的症状**

肿瘤本身可分泌黏液,当继发炎症后,不仅使粪便中黏液增加,还可出现排便次数增多腹痛,病灶越低症状越明显。

### (四)其他原发灶引起的症状

当肿瘤位于直肠时常无痛觉,当肿瘤侵及肛管或原发灶起于肛管时可出现肛门疼痛,排便时加剧,有时误认为肛裂。

### (五)肿瘤转移引起的症状

**1.肿瘤局部浸润引发症状**

直肠癌盆腔有较广泛浸润时,可引起腰骶部酸痛、坠胀感;肿瘤浸润或压迫坐骨神经、闭孔神经根,可引起坐骨神经痛及闭孔神经痛;侵及阴道或膀胱可出现阴道流血或血尿;累及两侧输尿管时可引起尿闭、尿毒症。

**2.肿瘤血行播散引起的症状**

距肛门6 cm以下的直肠癌其血行播散的机会比上段直肠癌高7倍。相应的出现肺、骨、脑等器官的症状。

**3.种植引起的症状**

肿瘤穿透浆膜层进入游离腹腔,种植于腹膜面、膀胱直肠窝或子宫直肠窝等部位,直肠指检可触及该区有种植结节。当有腹膜广泛种植时,可出现腹水及肠梗阻。

**4.淋巴转移症状**

左锁骨上淋巴结转移为晚期表现。也可有腹股沟区淋巴结肿大。

### (六)某些特殊表现

**1.肿瘤穿孔**

可出现直肠膀胱瘘、直肠阴道瘘。可有尿路感染症状或阴道粪便流出等。

**2.晚期肿瘤**

体重下降、肿瘤热等。肿瘤坏死、感染、毒素吸收引起的发热一般在38 ℃左右。腹水淋巴结压迫髂静脉可引起下肢、阴囊、阴唇水肿。压迫尿道可引起尿潴留。

## 四、诊断

直肠癌的诊断根据病史、体检、影像学、内镜检查和病理学诊断,准确率可达95％以上。临床上不同程度的误诊或延误诊断,常常是患者或医师对大便习惯或性状的改变不够重视,或警惕性不高造成的。通常对上述患者进行肛门指检或电子结肠镜检查,发现有直肠新生物的结合活检病理检查即可明确诊断。

### (一)直肠肛门指检

简单易行是直肠癌检查最基本和最重要的检查原则。一般可发现距肛门

7~8 cm 的直肠内肿物,若嘱患者屏气增加腹压则可达更高的部位。检查前先用示指按摩肛门后壁,使肛门括约肌松弛,在嘱患者张嘴哈气的同时将示指缓慢推进。检查时了解肛门是否有狭窄,如有肿块应注意其位置、大小、硬度、基底活动度、黏膜是否光滑、有无溃疡、有无压痛、是否固定于骶骨、盆骨。如病灶位于前壁,男性必须查明与前列腺的关系,女性应查明是否累及阴道后壁。直肠完全固定的患者由于会阴部受侵袭,其各部位检查时都有狭窄的感觉。了解肿瘤下缘距肛门的距离有助于手术方式的选择。对于肥胖或者触诊不佳的患者可采用膝直位(站立屈膝)。

### (二)实验室检查

**1.大便隐血试验**

简便易行,可作为直肠癌普查初筛方法。

**2.血红蛋白检查**

肿瘤出血可引起贫血。凡原因不明的贫血应建议做钡剂灌肠或电子结肠镜检查。

**3.肿瘤标志物检查**

目前公认最有意义的是癌胚抗原(CEA),主要用于预测直肠癌的预后和监测复发。

### (三)内镜检查

凡有便血或大便性状改变、经直肠指检无异常发现者,应常规行电子结肠镜检查。内镜检查可直接观察病灶情况并能取活体组织做病理学诊断。取活检时要考虑不同部位的肿瘤细胞分化存在差异,所以要多点性活检。如果活检阴性,应重复活检,对有争议的病例,更需了解病变的大体形态。

### (四)影像学检查

**1.钡剂灌肠检查**

钡剂灌肠检查是结肠癌的重要检查方法,对直肠癌的诊断意义不大,用以排除结、直肠癌多发癌和息肉病。

**2.腔内 B 超检查**

用腔内探头可检查癌肿浸润肠壁的深度及有无侵犯邻近脏器,可在术前对直肠癌的局部浸润程度进行评估。

**3.腹部超声检查**

由于结、直肠癌手术时有 10%~15% 的患者同时存在肝转移,腹部 B 超应列为常规。

4.CT 及磁共振成像(MRI)检查

可以了解直肠癌盆腔内扩散情况,有无侵犯膀胱、子宫及盆壁,是术前常用的检查方法。腹部的CT 或 MRI 检查可扫描有无肝转移癌。对肿瘤的分期以及手术方案的设计均有帮助。

5.正电子发射断层显像(PET)

PET 是一种能够检查功能性改变的仪器。它的显像技术分别采用了高科技的医用回旋加速器、热室和 PET 扫描仪等,是将极其微量的正电子核素示踪剂注射到人体内,然后采用特殊的体外测量装置探测这些正电子核素在体内的分布情况,通过计算机断层显像方法显示人的大脑、心脏及人体其他主要器官的结构和代谢功能状况。其原理是将人体代谢所必需的物质,如葡萄糖、蛋白质、核酸、脂肪酸等标记上短寿命的放射性核素(如$^{18}$F)制成显像剂(如氟代脱氧葡萄糖,FDG)注入人体后进行扫描成像。因为人体不同组织的代谢状态不同,所以这些被核素标记了的物质在人体各种组织中的分布也不同,如在高代谢的恶性肿瘤组织中分布较多,这些特点能通过图像反映出来,从而可对病变进行诊断和分析。PET 是目前唯一可在活体上显示生物分子代谢、受体及神经递质活动的新型影像技术,是一种代谢功能显像,能在分子水平上反映了人体的生理或病理变化。现已广泛用于多种疾病的诊断与鉴别诊断、病情判断、疗效评价、脏器功能研究和新药开发等方面。其特点是灵敏度高、特异性高、全身显像、安全可靠,对微小癌灶有较高的检出率。但由于其费用昂贵目前尚不能在临床上普及。

(五)其他检查

低位直肠癌伴有腹股沟淋巴结肿大时应行淋巴结活检。肿瘤位于直肠前壁的女性患者应做阴道检查及双合诊检查。男性患者有泌尿系统症状时应行膀胱镜检查。

五、鉴别诊断

直肠癌过去易被误诊为痔疮、菌痢、阿米巴痢疾、血吸虫病和慢性直肠炎,主要原因是患者和医师忽视病史及直肠指检。对于经久不愈的肛瘘需注意恶变的可能性,钳取活体组织病理检查有助诊断。对慢性经久不愈的肠腔溃疡、证实为血吸虫肉芽肿者、女性子宫内膜异位症异位于直肠者均需警惕,密切观察,必要时活检病理明确诊断。

**(一)类癌**

可见于胃底至肛门整个消化道。起于近肠腺腺管底部之嗜银细胞。癌细胞大小、形态、染色较均匀一致,典型的类癌细胞呈多边形,胞质中等,核圆,染色不深,常见巢团状、缎带状、腺泡状和水纹状 4 种结构。类癌侵入黏膜下层时,一般认为不致转移,可以局部切除治疗,担当侵入肠壁肌层时,则可发生转移。肿瘤<2 cm 常无转移,>2 cm 可有转移。

类癌综合征:由于 5-羟色胺水平异常而表现为皮肤潮红、腹泻、哮喘、发绀、呼吸困难、指间关节疼痛、精神失常及心内膜纤维病变。临床上出现类癌综合征十分罕见。直肠癌和直肠类癌可通过病理诊断鉴别。

**(二)腺瘤**

直肠黏膜上任何可见的突起,不论其大小、形状及组织学类型,均称为息肉,与直肠癌发病有关的仅为新生物性息肉,即腺瘤。直肠腺瘤为一重要的癌前病变。对于早期的直肠癌需要与之鉴别。主要是内镜下的鉴别。

1.管状腺瘤

以直肠和乙状结肠内最为多见。腺瘤大多有蒂,呈球状或椭圆形,表面光滑,色泽较红,0.2～2.5 cm大小,绝大多数在 1 cm 以内,有的似米粒或绿豆大小,在内镜下可活检整个咬除或圈套器电烧切除。其癌变率为 10％～15％。

2.绒毛状腺瘤

表面有一层绒毛和乳头状突起,伴有黏液附着。外形似草莓或菜花状,有的呈分叶状结构,基底通常较宽,有的可有蒂,大小为 0.6～0.9 cm,组织松软塌附在肠壁,较脆,触之易出血,癌变率约50％。

3.混合性腺瘤

混合性腺瘤即管状-绒毛状腺瘤,具有管状和绒毛状腺瘤的两种特征。可有蒂或无蒂,一般体积较大,50％超过1.5 cm。癌变率为30％～40％。

4.多发性腺瘤

腺瘤呈多发散在各个肠段,2 个以上 100 个以下,绝大多数是在 50 个以下,大小为 0.2～1.5 cm。有时腺瘤密布一处,伴有溃疡、坏死,常提示有癌变,癌变率为 25％～100％。

5.家族性多发性腺瘤病

家族性多发性腺瘤病又称遗传性息肉病,是一种遗传基因失常引起的疾病,有明显的家族史。腺瘤在 100 个以上,呈弥漫性分布,左半结肠为多,其次为盲肠,大小为 0.2～2 cm,大多有蒂,似葡萄样悬挂在肠壁,多可达上千或上万个,无法计数,如腺瘤呈巢状分布在一处,极易发生癌变,癌变率 25％～100％。家族性多发性腺瘤病术前应做电子结肠镜检查全结肠和末端回肠,若末端回肠内有腺瘤,全结直肠切除就失去根治的意义。

## 六、治疗

直肠癌的治疗方法目前公认的为外科手术、化疗、放疗、生物学治疗以及中医中药治疗,采取外科综合疗法治疗直肠癌的患者 5 年生存率已大为提高。

### (一)手术治疗

手术切除仍然是直肠癌的主要治疗方法。凡是能切除的直肠癌如无手术禁忌证都应尽早实施直肠癌根治术,切除的范围包括癌肿、足够的两端肠段、已侵犯的邻近器官的全部或部分、四周可能被浸润的组织及全直肠系膜和淋巴结。如不能进行根治性切除时,也应该进行姑息性切除,使症状得到缓解。如伴发能切除的肝转移癌应该同时切除。外科治疗的目标已经从最初单纯追求手术彻底性转向根治和生活质量兼顾两大目标。通过对直肠癌病理解剖的研究,手术操作技术的改进和器械的发展,直肠癌可行保肛手术的比例明显提高,一度被认为是直肠癌的“金标准手术”——腹会阴切除术,已被直肠系膜全切除(TME)所取代。近年的临床实践表明,TME 的操作原则为低位直肠癌手术治疗带来了 4 个结果:降低了局部复发率;提高了保肛手术成功率;保全了术后排尿生殖功能;提高了术后 5 年生存率。

Heald 等在 1982 年提出全直肠系膜切除术(total mesorectal excision,TME)或称直肠周围系膜全切除术(complete circumferential mesorectal excision,CCAQ)。TME 正得到越来越广泛的认可和应用,并已成为直肠癌手术的“金标准”。

TME 技术的关键是在直视下沿脏层筋膜和壁层筋膜之间的无血管间隙进行锐性分离,分别距主动脉和脾静脉 1 cm 处结扎肠系膜下动静脉。清扫附近淋巴结,然后在直视下用剪刀沿盆腔壁、脏层筋膜之间进行解剖,将左右腹下丛内侧的盆脏筋膜、肿瘤及直肠周围系膜完全切除,下端至肛提肌平面。切除时沿直肠系膜外表面锐性分离,分离侧方时,在直肠系膜和盆腔自主神经丛(pelvic autonomic nerve plexus,PANP)之间进行锐性分离,使光滑的盆脏筋膜完好无损,就能避免损伤盆壁筋膜,也保护了 PANP。分离“直肠侧韧带”时要尽可能远离肿瘤,避免损伤 PANP,否则可能导致副交感神经的损伤。分离后方时,沿骶前筋膜进行，其中只有细小血管，电凝处理即可。在 $S_3$ 平面之下，可遇到直肠骶骨筋膜，它由盆筋膜壁层和脏层在后中线融合而成，将其剪断，使骶前间隙充分暴露，然后锐性解剖至尾骨尖。分离前方时，在直肠膀胱/子宫陷窝前 1 cm 处将盆腔腹膜切开，腹膜切口应包括全部腹膜反折。在膀胱后方正中，可辨认出分离层次。沿 Denonvilliers 筋膜前面锐性解剖至触及前列腺尖端或至直肠阴道隔的底部，将筋膜和其后方的脂肪组织与标本一并切除。该步骤因此处间隙狭窄颇为困难，须使用深部骨盆拉钩、牵引和对抗牵引。一般在肛提肌上方的肿瘤很少侵犯该肌，因此多可紧贴该肌筋膜分离至肛门，将直肠周围组织松解后，肿瘤远端常可延长出 4～5 cm 的正常肠壁。目前认为直肠癌远端系膜切除 5 cm 肠管是安全的，对低分化癌灶，若远端切除少于 2 cm 或术中有怀疑的患者应将远端吻合圈行术中冷冻切片检查，以保证远端无癌细胞。吻合器技术的进步使得低位吻合变得更加容易，直肠残端在肛提肌以上保留 2～4 cm（吻合口一般距肛门缘 5～8 cm）即能安全吻合，如果做腹会阴切除，应待盆腔解剖至肛提肌的肛缝时再开始会阴组手术。TME 切除了包裹在盆脏筋膜内的全部直肠系膜，其目的在于整块地切除直肠原发癌肿及所有的区域性播散。若在正确的平面中进行操作，除直肠侧血管外无其他血管，直肠侧血管剪断后可用纱布压迫，一般无须结扎（图 8-1，图 8-2）。

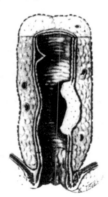 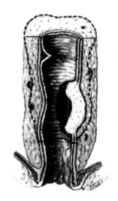

图 8-1　TME 示意图　　　　　　图 8-2　传统手术示意图

临床上将直肠癌分为低位直肠癌（距齿状线 5 cm 以内），中位直肠癌（距齿状线 5～10 cm）；高位直肠癌（距齿状线 10 cm 以上）。手术方式的选择根据癌肿所在部位、大小、活动度、细胞分化程度以及术前的排便控制能力等综合因素判断。

1.局部切除术

适用于早期瘤体＜2.5 cm、局限于黏膜或黏膜下层、分化程度高的直肠癌。主要手术方式：①经肛局部切除术；②借助专门的直肠腔内手术器械电视下完成切除。

2.腹会阴联合直肠癌根治切除术（Miles 手术）

适用低位直肠癌无法保留肛门者。①癌肿下缘距肛缘 5 cm 以内；②恶性程度高；③肛管、肛周的恶性肿瘤。切除范围包括乙状结肠远端、全部直肠、肠系膜下动脉及其区域淋巴结、全直肠系膜、肛提肌、坐骨直肠窝内脂肪、肛管及肛门周围 3～5 cm 的皮肤、皮下组织及全部肛门括约肌，于左下腹永久性乙状结肠单腔造口。

3.经腹直肠癌切除、结肠直肠骶前吻合术（Dixon 手术）

Dixon 手术是目前最多的直肠癌根治术式，适用于中高位直肠癌。遵循TME 原则。由于吻合口位于齿状线附近，在术后一段时间内大便次数增多，排便控制较差。

4.腹腔镜直肠癌切除术（腹腔镜 Miles 或 Dixon 手术）

为近年来逐渐成熟的术式。利用腹腔镜专门的器械如电刀、超声刀、智能电刀、结扎锁、切割闭合器、吻合器等进行，据有创伤小，解剖精密清晰，术后恢复快等优点。使得患者总体保肛可能性扩大，改善了术后生存质量。遵循 TME 原则。需要掌握适应证。

5.经腹直肠癌切除、近端造口、远端封闭手术（Hartmann 手术）

适用全身一般情况很差，不能耐受 Miles 手术或急性梗阻不宜行 Dixon 手术的直肠癌患者。

6.其他

晚期直肠癌当患者发生排便困难或肠梗阻时，可行乙状结肠双腔造口。

### (二)化学治疗

化疗作为根治性手术的辅助治疗可以提高 5 年生存率，对于不能手术切除癌肿的患者亦能有效。给药途径有动脉灌注、门静脉给药、术后腹腔灌注给药及温热灌注化疗等。通常采用联合化疗，静脉给药亦即全身化疗。主要的方案：FOLFOX4 或 mFOLFOX6（奥沙利铂＋亚叶酸钙＋氟尿嘧啶）；FOLFIRI（伊立替康＋亚叶酸钙＋氟尿嘧啶）；CapeOX（奥沙利铂＋卡培他滨）等。为提高疗效可根据病情采用"三明治"方案即手术前辅助放化疗＋手术＋手术后放化疗。

### (三)放射治疗

放疗作为手术切除的辅助疗法有提高疗效的作用。对于无法手术的患者也可单独或联合化疗使用。术前的放疗可以令癌症降期提高手术切除率,减低术后的复发率。术后放疗仅适用于晚期或手术未达到根治或术后复发的患者。

(1)放疗野应该包括肿瘤或者瘤床及 2～5 cm 的安全边缘、骶前淋巴结、髂内淋巴结。$T_4$ 肿瘤侵犯前方结构时需照射髂外淋巴结,肿瘤侵犯远端肛管时需照射腹股沟淋巴结。

(2)应用多野照射技术(一般 3～4 个照射野)。应采取改变体位或者其他方法尽量减少照射野内的小肠。

(3)腹会阴联合切除术后患者照射野应包括会阴切口。

(4)当存在正常组织放疗相关毒性的高危因素时,应该考虑采用调强放疗(IMRT)或者断层治疗。同时也需要注意覆盖足够的瘤床。

(5)治疗剂量。盆腔剂量 40～50 Gy,用 25～28 次。对于可切除的肿瘤,照射 45 Gy 之后应考虑瘤床和两端 2 cm 范围予加剂量。术前追加剂量为5.4 Gy/3 次,术后放疗为 4.3～9 Gy/3～5 次。小肠剂量应限制在 45 Gy 以内。肿瘤切除后,尤其是 $T_4$ 或者复发性肿瘤,若切缘距肿瘤太近或切缘阳性,可考虑术中放疗(IORT)作为追加剂量。如果没有 IORT 的条件,应尽快在术后、辅助化疗前,考虑予局部追加外照射 10～20 Gy。对于不可切除的肿瘤,放疗剂量应超过 54 Gy。

(6)放疗期间应同期使用以 5-FU 为基础的化疗。可以每天 1 次持续灌注,也可以静脉推注。

### (四)生物学治疗

直肠癌的生物治疗目前主要为分子靶向治疗。分子靶向治疗是现在肿瘤治疗领域的突破性和革命性的发展,代表了肿瘤生物治疗目前最新的发展方向。

靶向治疗分为三个层次,器官靶向、细胞靶向和分子靶向。分子靶向是靶向治疗中特异性的最高层次,它是针对肿瘤细胞里面的某一个蛋白质的分子,一个核苷酸的片段,或者一个基因产物进行治疗。肿瘤分子靶向治疗是指在肿瘤分子细胞生物学的基础上,利用肿瘤组织或细胞所具有的特异性(或相对特异的)结构分子作为靶点,使用某些能与这些靶分子特异结合的抗体、配体等达到直接治疗或导向治疗目的的一类疗法。

分子靶向治疗是以病变细胞为靶点的治疗,相对于手术、放疗、化疗三大传统治疗手段更具有"治本"功效。分子靶向治疗具有较好的分子选择性,能高效并选择性地杀伤肿瘤细胞,减少对正常组织的损伤,而这正是传统化疗药物治疗难以实现的临床目标。

分子靶向治疗在临床治疗中地位的确立源于 20 世纪 80 年代以来的重大进展,主要是对机体免疫系统和肿瘤细胞生物学与分子生物学的深入了解;DNA 重组技术的进展;杂交瘤技术的广泛应用;体外大容量细胞培养技术;计算机控制的生产工艺和纯化等。特别是 2000 年人类基因组计划的突破,成为分子水平上理解机体器官以及分析与操纵分子 DNA 的又一座新里程碑,与之相发展并衍生一系列现代生物技术前沿:基因组学技术、蛋白质组学技术、生物信息学技术和生物芯片技术。除此之外,计算机虚拟筛选、组合化学、高通量筛选都加速了分子靶向治疗新药研究进程。1997 年11 月美国 FDA 批准 Rituximab 用于治疗某些 NHL,真正揭开了肿瘤分子靶向治疗的序幕。自 1997 年来,美国 FDA 批准已用于临床的肿瘤分子靶向制剂已有十余种,并取得了极好的社会与经济效益。

针对直肠癌的分子靶向治疗药物,目前有爱必妥、贝伐单抗、西妥昔单抗。目前分子靶向治疗药物必须与化疗药物一起使用方能起效。

# 第三节 肛 管 癌

肛管癌指起源于肛管或主要位于肛管的肿瘤。最常见的类型是与 HPV 相关的鳞状细胞癌和腺癌。肛管癌是少见的肿瘤,通常发生在中年,在下消化道肿瘤中占 4%,占肛门直肠癌的 3.9%。女性病例稍多于男性。在肛管癌中,75%~80% 的患者是鳞状细胞癌。约 15% 为腺癌。资料表明,1998 年美国有 3 300 例新发的肛管癌患者,包括 1 400 例男性和 1 900 例女性。据估计每年将有约 500 人死于本病。肛管癌的发生率大约是 1/100 000。英国每年约有新发病例 500 例,美国大约为 3 500 例。近 50 年来,肛管鳞状细胞癌的发病率显著上升。人类免疫缺陷病毒(HIV)阳性的患者中,肛管癌的发生率高于阴性患者的 2 倍,大多数肛管鳞状细胞癌可检测到人类乳头瘤病毒(HPV)-DNA,在有肛门性交的男性患者中,肛管癌的发生率高达35/100 000。

## 一、病因病理

### (一)感染

肛管癌的发病因素并不清楚,其中 HPV 的感染是肛管癌最重要的发病因素。在 HPV 的众多亚型中,HPV216 与肛管癌的关系最为密切。在肛管的鳞癌中 HPV216 的阳性率有文献报道可以达到 56%,应用分子技术,相当多的肛管癌可以检测到 HPV 的 DNA。

### (二)免疫功能低下

患者的免疫功能与肛管癌有明显的相关性,艾滋病(AIDS)患者的肛管癌发病率明显增加。患者危险度的增加一般认为可能是因为患者免疫功能低下,在这种情况下增加了 HPV 的易感性;同样,在进行肾移植的患者罹患肛管癌的危险明显增加,是普通人群的 100 倍。此外放射治疗是肛管癌的危险因素,可能是因为机体的免疫系统受到抑制的缘故。

### (三)肛门周围的慢性疾病、局部刺激和损伤

这类人群中肛管癌的危险度较普通人群明显增加。有研究显示,41% 的患者在出现肛管癌之前存在肛瘘和其他良性疾病,但是这些疾病与肛管癌的直接关系还存在争论。

肛管癌的肿瘤的中心位于齿状线的 2 cm 以内。按组织学分,发生于黏膜上皮,无论是腺上皮,移行上皮还是鳞状上皮,均称为肛管癌;发生于皮肤或远端黏膜皮肤交界处的,称为肛缘癌。

WHO 肛管癌的病理分类分为鳞状细胞癌、腺癌、黏液腺癌、小细胞癌和未分化癌。病理类型有地域的变化,在北美和欧洲,鳞癌占 80%,在日本仅 20% 的肛管癌是鳞癌。在 WHO 分类中,除了 80% 的鳞癌外,剩下的 20% 上皮肿瘤主要为结直肠黏膜型的腺癌,以及少见的、来自肛管腺体或肛窦的黏液腺癌、小细胞癌和未分化癌。

肛管上皮性癌的播散方式主要是直接浸润和淋巴转移。血行转移较少见。早期即可有括约肌和肛周组织的直接侵犯。约有 50% 的病例肿瘤侵犯到直肠和/或肛周区域。进展期的肿瘤可浸润骶骨或骨盆壁。女性常浸润至阴道,然而,男性的前列腺浸润则不常见。进展期肿瘤的局部转移较盆腔外转移更常见,仅 10% 的患者在诊断时发现已有远处转移,发生远处转移的常见部位是肝脏和肺。

　　齿状线以上肿瘤的淋巴主要引流到直肠周围、髂外、闭孔和髂内。Boman的报道显示,在经腹会阴切除术中,发现30％的肛管癌有盆腔淋巴结转移,16％有腹股沟淋巴结转移。位于远端肛管的肿瘤引流至腹股沟-股骨区域、髂外和髂总淋巴结。15％～20％的患者在就诊时已有腹股沟淋巴结转移,通常是单侧腹股沟转移,而10％～20％是在以后的检查时发现的。约30％淋巴结转移浅表,60％可为深部。

　　约有5％患者在初次就诊时已有盆腔外转移,转移的途径多通过门静脉系统或体静脉系统,常见的转移部位为肝脏和肺。

### 二、解剖学基础

　　肛周是指肛门周围半径6 cm以内的区域,其特征是被覆具有毛囊和汗腺的鳞状上皮。从肿瘤学的角度分析,肛管疾病与肛周疾病存在很大的差别。肛管的定义有外科肛管和病理学肛管之分。外科肛管的上界是以内括约肌为标志,包括远侧的直肠并一直延伸到肛缘;其平均长度男性约为4.14 cm,女性约为4.1 cm。外科肛管从上部的直肠黏膜、中部肛管移行区黏膜、到下部非角化鳞状上皮。病理学的肛管是指从肛管上皮移行区开始至肛缘的范围。国内学者对于肛管的定义多数是以病理学肛管为标准。因为在外科肛管的范围中包括了直肠远端的腺癌,其治疗应该按照直肠癌的规范进行,这里肛管按照病理学肛管的范围定义。肛管以齿状线为界可以分为肛管移行区和肛梳,齿状线上方的肛管移行区有肛柱,肛柱近齿状线处有肛乳头和肛窦。肛管移行区包括齿状线区,由范围不同的移行上皮和鳞状上皮覆盖,在此区域内可以见到内分泌细胞和黑色素细胞。肛梳由非角化的鳞状上皮所覆盖(图8-3)。

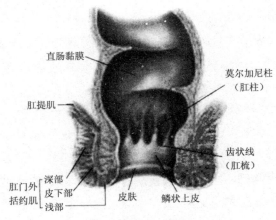

图8-3　肛管解剖示意图

### 三、临床表现

#### (一)肛门部刺激症状

早期肛管癌可无症状,至溃疡形成后可出现局部疼痛,疼痛常是肛管癌的主要特征,疼痛呈持续性,便后加重。另外常有肛门不适、异物感、瘙痒等。累及肛门括约肌时可出现便意频频、里急后重、排便困难、大便失禁,同时有粪条变细、变窄,粪中有黏液及脓血等,开始有少量便血,随着病情发展而逐渐加重。

#### (二)肛门部肿块表现

初起时肛管部出现小的硬结,逐渐长大后表面溃烂,形成溃疡,其边缘隆起,并向外翻转,呈紫红色,有颗粒结节,底部不平整,呈灰白色,质地较硬,有触痛。也有的呈息肉状或蕈状。

#### (三)晚期消耗衰竭及转移症状

晚期患者有消瘦、贫血、乏力等恶病质表现。腹股沟淋巴结肿大。若转移至肝脏、肺及侵犯前列腺、膀胱、阴道后壁、宫颈等周围组织器官时,可出现相应症状。

#### (四)辅助检查及分期

影像学检查对于肿瘤的分期有很大的帮助,进行这些检查的目的在于了解肿瘤对于周围组织的侵犯情况、是否存在区域淋巴结的转移、是否存在远处的转移。包括胸部的 X 线检查、腹部的超声或者 CT 检查、盆腔的 CT 检查,有条件的单位可以进行肛管直肠内的腔内超声检查,对于判断病变的侵犯深度有帮助。盆腔的 CT 检查对于判断肛管癌的侵犯深度和区域淋巴结的情况有很大帮助。

目前肛管癌的分期最为公认的是 AJCC/UICC 的 TNM 分期系统(表 8-1)。与肠道系统的其他的 T 的分期不同,肛管癌分期中 T 采用的是肿瘤的大小而非肿瘤的侵犯深度。

表 8-1　AJCC/UICC 的 TNM 分期

| | |
|---|---|
| T | 原发肿瘤 |
| $T_x$ | 原发肿瘤无法评价 |
| $T_0$ | 没有原发肿瘤 |
| $T_{is}$ | 原位癌 |
| $T_1$ | 肿瘤最大直径不超过 2 cm |
| $T_2$ | 肿瘤最大直径超过 2 cm,但 <5 cm |

| | |
|---|---|
| $T_3$ | 肿瘤的最大直径＞5 cm |
| $T_4$ | 肿瘤侵犯邻近器官(阴道、尿道、膀胱)，不论肿瘤的大小；肿瘤侵犯括约肌不属于 $T_4$ |
| N | 淋巴结转移 |
| $N_x$ | 区域淋巴结无法评价 |
| $N_0$ | 区域淋巴结无转移 |
| $N_1$ | 直肠周围淋巴结存在转移 |
| $N_2$ | 存在单侧的髂内淋巴结转移和/或腹股沟淋巴结转移 |
| $N_3$ | 直肠周围淋巴结存在转移和腹股沟淋巴结转移和/或双侧髂内淋巴结转移和/或双侧腹股沟淋巴结转移 |
| M | 远处转移 |
| $M_x$ | 远处转移无法评价 |
| $M_0$ | 无远处转移 |
| $M_1$ | 存在远处转移 |
| 临床分期 | |
| 0 期 | $T_{is} N_0 M_0$ |
| Ⅰ 期 | $T_1 N_0 M_0$ |
| Ⅱ 期 | $T_2 N_0 M_0$；$T_3 N_0 M_0$ |
| ⅢA 期 | $T_4 N_0 M_0$；T 任何 $N_1 M_0$ |
| ⅢB 期 | $T_4 N_1 M_0$；T 任何 $N_{2,3} M_0$ |
| Ⅳ 期 | T 任何 N 任何 $M_1$ |

### 四、诊断和鉴别诊断

#### (一)诊断

(1)对有肛门刺激症状、肿块结节等或原有肛门部疾病者，局部出现硬结或溃疡时，应考虑到有本病的可能性而进行进一步检查。

(2)肛门部视诊、肛门指检、肛门镜检查可见肛管部有硬结或癌性溃疡，晚期肛门括约功能松弛，肛门指检可明确癌肿的性质、扩展范围及固定程度等。

(3)本病的最后确诊有赖于肿块的活组织检查，阳性者即可确定诊断。

(4)腹股沟淋巴结触诊检查，若发现淋巴结肿大而坚韧者，应进行淋巴结活检，明确其性质。

#### (二)鉴别诊断

本病应注意与下列疾病鉴别。

### 1.直肠癌

直肠癌可以侵犯到肛管,甚至可以到达齿线处。诊断要靠病理检查。但直肠腺癌的预后较鳞状细胞癌为佳。

### 2.肛瘘

感染性肛瘘的表现有时类似肛管癌,肛瘘多在肛管后、前正中处,并与齿线处相连,肛管黏膜完整,探针检查有助于鉴别。

### 3.恶性黑色素瘤

该肿瘤在肛管处少见。典型的黑色素瘤外观似血栓性痔,但触诊为硬性结节,偶有压痛。若表面有色素及溃疡,则诊断不难,但半数黑色素瘤无色素,易误诊,活检可明确诊断。

## 五、治疗

### (一)中医治疗

#### 1.早期

肛管癌早期正盛邪实,局部出现肿块,舌脉大多如常,饮食起居正常。治则以清热解毒消肿,理气活血散瘀。方用乌龙散或消瘤散,局部敷二味拔毒散。

#### 2.中期

正虚邪实,癌肿不断扩大,形体日渐消瘦,倦怠无力,饮食日减,大便或溏或结,小便短赤,舌淡,脉细无力。治则以扶正为主,兼以祛邪。全身用消瘤散合归脾汤加减。局部用二味拔毒散加皮癌散,未破溃者用凡士林调敷,已溃破者,药面干撒,每天1次。

#### 3.晚期

正气衰败,癌肿坚硬如石。身体消瘦、面黄食少,精神衰弱,呈恶病质状态。治则以扶正为主,方用人参养荣汤加白头翁、大麦芽等。局部可用二味拔毒散加艾粉散。

### (二)西医治疗

治疗原则:对于鳞癌和未分化癌,目前的治疗方式是以放疗和化疗为主的综合治疗;手术治疗适用于疾病的组织病理活检确诊或者在综合治疗效果不佳的情况下的补救措施;单纯放疗是在有明显的化疗禁忌证的情况下采用;一般不将化疗单独作为肛管癌的治疗方法。

#### 1.手术治疗

手术治疗是治疗肛管癌的主要方法。影响术式选择的因素主要有肿瘤大小、浸润深度、淋巴结转移及患者全身情况等。

(1)局部切除术:原发瘤不大于2 cm的肛管癌行局部肿瘤切除,多可获治愈性效果。但目前,临床诊断时肛管癌原发瘤小于2 cm者仅占少数。尽管局部肿瘤切除是患者最易接受的术式,但作为肛管癌治疗的唯一手段(不加术后放疗等)时应严格掌握其指征。对原发瘤大于2 cm者,效果不理想。

(2)腹会阴联合切除:20世纪70年代以前,肛管癌的最主要的治疗方式是广泛的腹会阴联合切除术。对大多数肛管癌来说,腹会阴联合切除是标准而有效的治疗手段。其手术切除范围与直肠癌腹会阴联合切除相似。但肛管癌的淋巴转移途径有上方向、侧方向和下方向3个方向,其上方向的淋巴转移率较直肠癌为低,且多发生于左结肠动脉分支以下。但其侧方向的淋巴转移明显,且还有相当数量的下方向的腹股沟淋巴结转移。这种淋巴转移方式决定了肛管癌根治术与直肠癌根治术不可能完全相同。肛管癌的腹会阴联合切除术对上方向的淋巴清扫只清除到左结肠动脉分支以下即可,而对侧,同方向的淋巴清扫则必须彻底。对于下方向淋巴清扫首先要充分切除肛周的皮肤,至少要切除肛门周围3 cm以上的皮肤。一般前方应切至阴囊基部与皮肤交界处,女性为阴道口同与肛门之间的中点,若癌肿位于肛管前壁,应将阴道后壁一并切除。后方应切至尾骨,两侧切至坐骨结节内侧,皮下组织及坐骨直肠窝1 cm内脂肪也应充分切除。

肛管下方向的腹股沟淋巴结转移,由于腹股沟淋巴清扫术后常发生淋巴瘘、下肢水肿、下肢感染、会阴部肿胀等明显影响生活质量的并发症,因此一般不主张常规做腹股沟淋巴结清扫。对无明显淋巴结转移者,原发瘤治疗后对腹股沟淋巴结随诊即可,一般术后6个月内应每月检查1次,6个月后至2年内应每2个月复查1次。对临床已有腹股沟淋巴结转移可疑的病例,局限的腹股沟淋巴结清除加术后放疗并不比扩大的髂腹股沟淋巴结清除效果差,但可明显降低下肢水肿等并发症。

2.放射治疗

20世纪70年代以前,放射治疗仅作为那些不能手术的晚期或复发后病例的姑息性治疗。自从Nigro等提出对于肛管鳞癌进行术前放疗同时行化疗的综合治疗方法后,对肛管癌的治疗观念发生了根本性的变化,肛管癌的治疗从以手术为主转变为放化疗结合的综合治疗。其优势在于可以保留肛门,提高患者的生活质量,而疗效与手术治疗是相似的。越来越多的放射治疗结果显示了其对肛管癌的良好疗效及其保留肛门功能方面的作用。对于 $T_1$、$T_2$ 及较小的 $T_3$ 期肿瘤,放疗治愈率较高,对于较大的肿瘤,采用放疗加手术的联合治疗方法可使部分病例达到根治目的。

### 3.化疗

肛管癌对化疗有一定敏感性。常用的化疗药物有 5-FU、丝裂霉素、博来霉素等。5-FU 作为放疗的增敏剂可明显延长无瘤生存期及远期生存率。5-FU 与丝裂霉素联合应用可减少单药的剂量而提高局部控制率及远期生存率。

### 4.放化疗联合治疗

放射治疗与化疗结合的方案可以获得满意的无病生存和总体生存率,被认为是肛管癌的标准治疗方案。目前在欧美,综合治疗作为肛管癌的治疗措施已经得到公认。对 $T_1$、$N_0$ 的患者,NCCN 指南要求采用放射治疗(RT 50～59 Gy)±丝裂霉素(MMC)或 5-FU。对 $T_{2～4}$、$N_0$ 或任何 T 淋巴结阳性的患者,主张采用丝裂霉素或 5-FU＋放射治疗(RT 50～59 Gy),并包括腹股沟淋巴结的照射。

目前在美国被广泛接受的综合治疗方案是患者接受持续的盆部放疗,总剂量达到 45 Gy(其中 30 Gy 为全盆照射,15 Gy 为真骨盆照射),并且同时进行两个周期(第 1 周和第 5 周)的持续的 5-FU 输注($1000 \text{ mg/m}^2$,第 1～4 天),和单次的丝裂霉素($10 \text{ mg/m}^2$,第 1 天)给药;如果在治疗结束 6 周以后没有达到完全缓解,患者接受为期 1 周的补充治疗,具体包括 1 个周期的化疗[持续的 5-FU 输注,$1000 \text{ mg/m}^2$,第1～4 天;单次给予顺铂(CDDP)$10 \text{ mg/m}^2$,第 2 天,同时进行 9 Gy 的原发肿瘤的照射],在经过补充治疗后 6 周如果进行活检仍然存在残余病灶,则进行补救性手术。手术方式为腹会阴联合切除。

综合治疗可以同时进行或顺序进行。若顺序治疗,化疗先于放疗。有报道显示,顺序治疗的效果差于同时进行的效果,因此对于肛管癌的综合治疗多数是同时进行。需要强调的是,尽管同时进行综合治疗的患者施行补救性手术的机会较低,但是在这方面有随机性的前瞻性研究资料。对于某些存在高危因素的患者(如 $T_4$ 期肿瘤),首先进行诱导化疗,然后同时进行放疗和化疗可能效果更好,这方面需要更加深入的研究。

### (三)中西医结合治疗

目前中西医结合治疗本病的方法多是用中药配合放疗和/或化疗,以减少放化疗的不良反应,增强机体免疫力。中药多以扶正培本为基本法则,在此基础上辨证论治。

# 第四节  结直肠类癌

类癌是源于肠 Lieberkuhn 凹陷或碱性颗粒嗜铬细胞的低度恶性的肿瘤,早期为良性,后期则变为恶性,并发生浸润和转移,但又不同于腺癌,故名类癌,为外胚层来源。1897 年,Kultschitzky 首先对该病进行了描述,故将原始细胞称之为 Kultschitzky 细胞,因细胞内的颗粒对银有明显的亲和力,又名"嗜银细胞"或"亲银细胞"。1907 年,Oberndorfer 描述并报道了类癌这一概念,对含高胺的肿瘤称为 APUD 瘤,并将含有高胺、能摄取胺的前身物和含有氨基酸脱羟酶使胺前身物转化为胺肽类激素的细胞,称之为 APUD 细胞。Kultschitzky 细胞属于 APUD 细胞,故类癌也属于 APUD 瘤。1914 年,Gosset 证实了类癌起源于肠壁上的嗜银细胞。1953 年,Lembeck 在类癌中发现了 5-羟色胺(5-HT),5-HT 系胺前体物质,可产生生物活性酶,分解为 acronym APUD。1954 年,Waldenstrom 描述了类癌综合征。1963 年,Williams 把类癌分为前、中、后肠 3 型。1969 年,Pearse 将嗜银细胞归类为 APUD 细胞系。

既往认为直肠类癌少见,但最近通过直肠癌的普查发现,直肠类癌并不少见。直肠类癌多位于距肛缘 4~7 cm 处,直肠前壁多见。肿瘤直径一般在 0.5~1 cm,>2 cm 者少见。直肠类癌生长缓慢、肿瘤小、早期多无症状,晚期症状类似于直肠癌。直肠来源于后肠,故直肠类癌不出现类癌综合征。

## 一、分类

### (一)按起源分类

前肠类癌、中肠类癌和后肠类癌。前肠类癌包括胃、胰腺,常常伴有不典型的类癌综合征;中肠类癌包括空肠、回肠和盲肠,易发生肝脏和骨骼的转移,常伴有典型的类癌综合征;后肠类癌包括结肠和直肠,可发生转移,但不伴发类癌综合征。

### (二)按细胞内含的颗粒成分分类

类癌细胞的胞质中颗粒有两种,嗜铬颗粒和嗜银颗粒,嗜铬颗粒小、嗜银颗粒大。肿瘤细胞中颗粒可以含有其中的一种或两种。前、中肠类癌多属于嗜银性,后肠类癌多为非嗜银性,故后肠类癌很少分泌 5-HT,尿中很少检测到 5-HT 的代谢产物 5-羟吲哚乙酸(5-HIAA)。

## 二、临床病理特点

类癌为一低度恶性肿瘤,生长缓慢。肿瘤多位于黏膜下,呈小的结节、突向肠腔、边界清楚。良性肿瘤多局限于黏膜内,可上下推动,75%的类癌直径<1 cm。大体上呈黄色、棕褐色或灰色,可呈肠壁增厚、扁平或带蒂息肉样,表面可形成溃疡,肿瘤大者可致肠梗阻。其恶性度与肿瘤的大小有关。如肿瘤直径<1 cm,包膜完整,其转移率为 15%;如肿瘤直径>2 cm,常出现区域淋巴结转移或肝脏转移,发生率高达 85%。

组织学上,其结构类似于癌的结构,镜下见细胞均匀、圆形或多极形,胞核呈半圆形,胞质可见嗜伊红颗粒。类癌可分为:①腺样型,癌细胞排列呈腺管状、菊团或带状,是最常见的类型;②条索型,癌细胞排列呈实性条索状;③实心团块型;④混合型。

从形态上很难辨别良恶性,镜下以核分裂象及核浓缩来鉴别,但准确性差,常常误诊。临床上以有无转移和浸润来鉴别,但此时肿瘤已属晚期。因此,在发生浸润和转移前鉴别良恶性,是十分必要的。恶性类癌的特点是肌层浸润,侵及浆膜,经淋巴管扩散至区域淋巴结,脏器转移。

类癌的转移与肿瘤的部位和大小有关,阑尾类癌转移的发生率仅为 3%;小肠类癌的转移为 35%。胃肠道类癌<1 cm,发生转移的概率仅为 2%;1~2 cm者转移率为 50%,>2 cm 者转移率高达80%~90%。当类癌发生转移并出现一系列的全身症状和体征时,即称之为功能性或恶性类癌综合征。

## 三、临床表现

类癌占全部恶性肿瘤的 0.05%~0.2%,占胃肠道恶性肿瘤的 0.4%~1.8%。结直肠类癌占胃肠道类癌的 2.5%,占所有类癌的 2.8%。胃肠道类癌的发生率由多到少依次为阑尾、回肠、直肠、胃和结肠。结肠类癌是仅次于结肠癌占第二位的结肠恶性肿瘤,其中 75%的结肠类癌位于右半结肠。大肠的右半属于中肠,而左半属于后肠。

结直肠类癌多半无症状,出现症状后与腺癌相似。结直肠类癌有时以转移癌为首发症状出现,确诊时 42%的患者亦有转移,且多见于肝脏。结直肠类癌肠梗阻的发生率低,且发生得晚。

结肠类癌是胃肠道类癌中恶性比例最高的部位,其中以盲肠最多见。直肠类癌以良性居多,多为体检时偶然发现。指诊时发现黏膜下小结节,或隆起型息肉,但无蒂。很少有自主不适主诉。

类癌综合征在发生在右半结肠的类癌多见,可因进食、饮酒或情绪激动而诱发,表现为皮肤潮红、水样腹泻、腹痛、呼吸困难、支气管痉挛、心瓣膜病灶所致的心肺综合征等。晚期可出现心力衰竭、癌性心包积液、硬皮病、骨关节病等。

类癌常伴有同时性或异时性的多原发肿瘤,常伴多发内分泌肿瘤。

### 四、诊断和鉴别诊断

诊断的关键是对该病的正确认识,影像学和内镜检查可协助诊断。5-HIAA的检测有助于诊断,但仅限于发生于中、前肠的类癌。

鉴别诊断主要是结直肠腺癌。

### 五、治疗

类癌一经诊断首选手术治疗。手术方式如下。

(1)局部切除术:适用于<2 cm,带蒂的早期类癌。

(2)直肠类癌直径<1 cm,未侵入肌层,局部切除或电灼切除。

(3)直径 1～2 cm 者,行扩大的局部切除术,包括肿瘤周围的正常黏膜和黏膜下层组织。

(4)根治性切除术:肿瘤直径>2 cm,无远隔脏器转移或转移灶者,可一并根治性切除者。如右半结肠或左半结肠切除术等。

(5)姑息性切除术:伴发远隔脏器转移无法一并切除者,应尽量多的行原发灶切除,以减少瘤负荷和减轻症状。

(6)减症手术:伴肠梗阻或邻近脏器压迫时,行造口术等。

### 六、预后

判断直肠类癌恶性的标准可参考:肿瘤直径>2 cm;镜下肿瘤浸润至肌层或更深层。一般认为直肠类癌的 5 年生存率达 80％以上。

# 第五节　直肠平滑肌肉瘤

直肠平滑肌肉瘤较为罕见,预后亦较差,临床应注意鉴别诊断。

### 一、流行病学

消化道平滑肌肉瘤主要位于胃和小肠,其次是食道和大肠。直肠平滑肌肉瘤约占直肠恶性肿瘤的0.1%～0.5%。上海复旦大学肿瘤医院曾报道8例,占1095例直肠恶性肿瘤的0.75%;苏州医学院庄启元报道直肠平滑肌肉瘤5例,结肠平滑肌肉瘤2例,共占大肠恶性肿瘤的0.4%;辽宁省肿瘤医院有学者报道10年间收治平滑肌肉瘤14例,占同期收治的直肠恶性肿瘤的1.08%;中山大学肿瘤医院有学者报道该院20年间收治10例,占同期直肠恶性肿瘤的1.5%。

本病男多于女,可发生于任何年龄。文献报道患者最小为3个月,最大为79岁,中位年龄为50岁,部位以直肠下1/3处为多见。

## 二、病因

病因不明,有认为此病为胚原性,也有研究者认为是由慢性刺激所引起,更多人认为本病为平滑肌瘤恶变所致。

## 三、病理

直肠平滑肌肉瘤发生于直肠壁固有肌层,少数发生于黏膜肌层,肉眼所见肿瘤为单发,少数多发,圆形或卵圆形实性结节。也有的分叶状、边界清、无纤维包膜、切面灰白或有出血坏死,质地韧或细软,肿瘤常可浸润,累及邻近器官。约半数表面呈溃疡,但是溃疡面不大,边缘无围堤状隆起。有可能穿入盆腔或腹腔,造成腹腔内播散,但淋巴结转移极为罕见。

根据肿瘤在肠腔内生长方式可分为:①腔内型(黏膜下型),肿瘤在肠腔内生长;②腔外型(浆膜下型),肿瘤向肠外生长;③混合型,肿瘤在壁间既向腔内又向腔外生长,呈哑铃状;④壁内型,肿瘤沿肠壁生长累及肠壁全周,常致肠管狭窄,又称缩窄型。

镜下所见肿瘤细胞呈梭形,排列旋涡状或束状,胞质丰富,呈酸性,边清,有纵行的肌瘤纤维,可见间变及核分裂现象。

本病极少淋巴结转移,最常见是肝转移,腹腔播散,术后常会局部复发。

## 四、临床表现

本病早期无症状,肿瘤偶然被发现,但肿瘤生长到一定程度后最常表现:①进行性便秘,排便障碍;②肛门下坠或疼痛;③便血。

临床直肠指检常可扪及黏膜下肿块,质韧或软,呈半球形,固定。肿瘤破损形成浅溃疡或菜花状并伴有出血。

## 五、诊断和鉴别诊断

本病术前诊断正确率仅38%。诊断根据病史和临床表现,直肠指检至为重要,如发现直肠黏膜下肿块或直肠浅而无堤的溃疡应考虑本病,进一步做镜检和活检。针吸细胞学检查无实际意义,且易引起转移或种植。术中冷冻检查常使病理医师为难,因为平滑肌瘤与平滑肌肉瘤常难以在镜下区别,无绝对可靠标准。大小仅作为参考而已。诊断平滑肌肉瘤的参考标准:①瘤细胞核分裂数不少于 2/25 HPF;②细胞密度在中等以上;③瘤细胞的异形性在中等以上;④瘤细胞对周围组织有浸润;⑤瘤体直径不小于 6 cm;⑥肿瘤体坏死及囊性变;⑦已发现肿瘤播散。

本病应与直肠平滑肌瘤、直肠癌、淋巴瘤、脊索病、前列腺肥大、纤维瘤等鉴别,间有误诊为内痔、直肠脱垂。

### 六、治疗

本病治疗以手术切除为主。一般认为放疗和化疗无明显效果。因本病常发生于直肠下1/3处,所以多主张行彻底的腹会阴联合直肠切除术(Miles 手术);若发生在直肠上中段亦可施行前切除术(Dixon 手术)。

术后再根据肿瘤恶性程度、浸润范围、切缘等情况,酌量辅以放化疗。单纯化疗一般认为无效,也有试用长春新碱、达卡巴嗪(DTIC)、阿霉素、环磷酰胺、异环磷酰胺等。

### 七、预后

本病预后较差,术后 5 年生存率为 20%~36.7%。国内有学者报道的10 例,根治术后死亡5 例,平均生存 41 个月;全组死亡 7 例,其中 3 例为远处转移(肝、肺),4 例局部复发;另 3 例健在,术后分别生存10 年、5 年和未满 1 年。

# 参 考 文 献

［1］潘红.临床肛肠疾病诊疗［M］.长春:吉林科学技术出版社,2019.

［2］田仲义.肛肠病中西医综合诊治策略［M］.北京:中国纺织出版社,2018.

［3］安阿玥.现代中医肛肠病学［M］.北京:中国医药科技出版社,2019.

［4］贺平.功能性肛肠病学［M］.成都:四川科学技术出版社,2018.

［5］高凤岐.新编临床肛肠外科学［M］.北京:科学技术文献出版社,2018.

［6］王晓亮,朱建斌.结直肠癌微创治疗技术［M］.上海:上海科学技术出版社,2020.

［7］杨涌.现代肛肠病诊断与治疗［M］.武汉:湖北科学技术出版社,2018.

［8］朱妮.现代肛肠外科疾病诊治学［M］.长春:吉林科学技术出版社,2019.

［9］王立柱.肛肠外科疾病手术治疗策略［M］.北京:科学技术文献出版社,2018.

［10］吴作友.肛肠外科疾病手术治疗策略［M］.开封:河南大学出版社,2019.

［11］裴元民.普通外科疾病诊断与治疗［M］.天津:天津科学技术出版社,2018.

［12］苏思新.肛肠疾病临床诊断与治疗思维［M］.长春:吉林科学技术出版社,2019.

［13］王钰全.临床肛肠疾病诊断与外科治疗［M］.延吉:延边大学出版社,2018.

［14］韩明宏.肛肠疾病诊疗学［M］.长春:吉林科学技术出版社,2022.

［15］徐速.肛肠疾病诊断与防治［M］.北京:科学技术文献出版社,2019.

［16］聂枫.临床常见肛肠病治疗学［M］.上海:上海交通大学出版社,2018.

［17］郑雪平.肛肠病诊疗的理论与实践［M］.南京:东南大学出版社,2022.

［18］王秋林.肛肠病防治与研究［M］.天津:天津科学技术出版社,2019.

［19］黄如华.肛肠病临床杂谈［M］.福州:福建科学技术出版社,2020.

［20］郭方飞.现代临床肛肠病诊疗［M］.北京:科学技术文献出版社,2019.

[21] 于边芳.肛肠疾病诊疗学[M].天津:天津科学技术出版社,2020.

[22] 刘彦龙.现代肛肠疾病诊疗路径[M].长春:吉林科学技术出版社,2019.

[23] 李志强.现代外科疾病诊疗学[M].天津:天津科学技术出版社,2018.

[24] 吴长君,张光晨.肛肠疾病超声诊断图谱[M].北京:人民卫生出版社,2019.

[25] 孙尚锋.临床肛肠疾病诊疗[M].天津:天津科学技术出版社,2020.

[26] 王润华.肛肠疾病临床诊断与治疗[M].北京:科学技术文献出版社,2019.

[27] 周少飞,谢东方,季德刚.现代普通外科疾病诊疗新进展[M].南昌:江西科学技术出版社,2018.

[28] 卞瑞祺.肛肠疾病中西医治疗进展与实践[M].昆明市:云南科技出版社,2020.

[29] 赵钢.外科常见疾病辨治思路与方法[M].北京:科学出版社,2018.

[30] 王果.临床常见肛肠疾病诊疗基础与进展[M].北京:金盾出版社,2018.

[31] 李国峰.肛肠疾病中西医结合诊治精要[M].长春:吉林科学技术出版社,2020.

[32] 张波,何开强,朱先历,等.现代肛肠病治疗学[M].昆明:云南科技出版社,2018.

[33] 陈瑞超.肛肠外科手术技巧与并发症的防范处理[M].天津:天津科学技术出版社,2019.

[34] 伊亮,杨军年.肛肠外科基础与临床[M].兰州:兰州大学出版社,2018.

[35] 张卫,姚琪远,楼征.肠造口手术治疗学[M].上海:上海科学技术出版社,2019

[36] 马宏娴,王欣.对中低位直肠癌保肛术后患者采取盆底肌功能训练对其大便失禁的意义研究[J].中国实用医药,2022,17(7):202-204.

[37] 郭厚基,郭俊宇,黄展易,等.重组牛碱性成纤维细胞生长因子联合挂线术治疗高位肛周脓肿的疗效[J].吉林医学,2022,43(2):400-402.

[38] 吴荔,郑熙,李雷雪.个性化肠内营养管理在结肠癌术后患者的应用效果分析[J].福建医药杂志,2022,44(3):146-147.

[39] 刘涛,杨旭昌,韩建丽.肛肠疾病术后便秘的相关因素分析[J].饮食保健,2020,7(8):36-37.

[40] 吕贞珍.三种药物治疗方案在术后肛肠疾病治疗中的成本-效果分析[J].临床医药文献杂志(电子版),2020,7(6):84-85.